W0052410

Heike Schröder

Plastik im Blut

Wie wir uns und die Umwelt
täglich vergiften

Mit wertvollen Tipps,
wie Sie Plastik im Alltag vermeiden

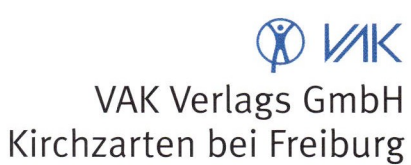

VAK Verlags GmbH
Kirchzarten bei Freiburg

Bibliografische Information der Deutschen Nationalbibliothek
Die Deutsche Nationalbibliothek verzeichnet diese Publikation in der Deutschen National-bibliografie; detaillierte bibliografische Daten sind im Internet unter http://dnb.d-nb.de abrufbar.

VAK Verlags GmbH
Eschbachstr. 5
79199 Kirchzarten
Deutschland
www.vakverlag.de

© VAK Verlags GmbH, Kirchzarten bei Freiburg 2017
Abbildungen: siehe Bildquellenverzeichnis
Lektorat: Norbert Gehlen
Coverdesign: X-Design, München
Coverabbildung: Shutterstock.com/Billion Photos
Layout: Karl-Heinz Mundinger, VAK
Satz: Goar Engeländer (www.dametec.de)
Druck: M. P. Media-Print Informationstechnologie GmbH, Paderborn
Printed in Germany
ISBN: 978-3-86731-200-4

Inhalt

Vorwort

„Die Menschen sind grob in drei Kategorien einzuteilen:
die wenigen, die dafür sorgen, dass etwas geschieht,
die vielen, die zuschauen, wie etwas geschieht,
und die überwältigende Mehrheit,
die keine Ahnung hat, was überhaupt geschieht."

Karl Weinhofer (deutscher Politiker)

Geht es Ihnen auch so? Wenn ich nach einem Einkauf im Supermarkt zu Hause die Waren auspacke und zunächst einmal Berge von Plastikverpackungen in die Wertstofftonne werfe, fühlt sich das irgendwie falsch an. Dennoch hatte ich dabei eigentlich nie ein schlechtes Gewissen, denn gerade hier in Deutschland wird ja sortengerecht recycelt. Und wir packen ja auch immer den richtigen Müll in die richtige Tonne. Trotzdem bleibt ein seltsames Gefühl, wenn ich am Tag der Müllabfuhr die letzten Plastikverpackungen in die gelbe Tonne quetsche und manchmal einen zusätzlichen gelben Sack nehmen muss.

Dann kam der Tag, an dem ich im Fernsehen zufällig eine Reportage sah, die belegte, dass jeder von uns Plastik im Blut hat. Genauer gesagt: Chemikalien, die aus Plastik stammen, wie Bisphenol A, Flammschutzmittel und Weichmacher. Ich hatte das nicht für möglich gehalten und war ziemlich schockiert. Als Baubiologin sah ich bei den sogenannten Zivilisationskrankheiten immer einen Zusammenhang mit den künstlichen Strahlungen, die unsere „zivilisierte" Welt vernetzen, und mit den Wohnraum- und Umweltgiften – aber jetzt drängte sich mir der Verdacht auf, dass die allgegenwärtigen Kunststoffe, deren Chemikalien wir alle im Körper haben, ebenfalls eine große Rolle dabei spielen könnten.

Wir leben in einem „Plastikzeitalter" – mit gravierenden Folgen für die Umwelt und für die Menschen. Der größte Teil des Plastikmülls landet über Abwässer, Flüsse oder direkte Entsorgung im Meer. 2010 gelangten 8 Millionen Tonnen Plastikmüll in die Ozeane und diese Zahl könnte sich bis 2030 verdoppeln. Plastik ist biologisch nicht abbaubar und zerfällt teilweise erst in mehreren Hundert Jahren in immer kleinere Teile. Dabei setzt es gebundene Chemikalien frei und zieht weitere Chemikalien aus der Umgebung an, sodass Mikroplastikteile wie kleine Giftmülltransporter im Meer schwimmen und schließlich in unsere Nahrungskette gelangen. Aus Plastik, das uns umgibt und mit dem unsere Nahrung in Kontakt kommt, können sich ebenfalls giftige Chemikalien lösen, die wir einatmen und die wir essen. Jeder von uns hat heute bereits Chemikalien aus Plastik im Blut!

Mit dem rasanten Anstieg der Plastikproduktion in den letzten 50 Jahren nahmen auch die sogenannten Zivilisationskrankheiten zu: Allergien, Asthma, Arthritis, Alzheimer, Autoimmunerkrankungen, Rheuma, Diabetes, Herz-Kreislauf-Erkrankungen, Schilddrüsenerkrankungen, Magen-Darm-Krankheiten, Parodontitis und chronische Infektionen. An all diesen Erkrankungen sind Entzündungen als allgemeine Abwehrreaktion des Immunsystems beteiligt. Das spricht dafür, dass das Immunsystem überfordert ist und keine zusätzlichen Reize mehr abwehren kann. Auch hormonbedingte Erkrankungen nehmen signifikant zu. Viele Wissenschaftler machen synthetische Substanzen dafür verantwortlich, die im Körper ähnlich wie Hormone wirken, zum Beispiel Chemikalien aus Plastik.

Dieses Buch richtet sich an alle, die die Umwelt und sich selbst schützen wollen, auch an diejenigen, die glauben, dass Plastik nur für Menschen ohne Wertstofftonne ein Problem sei, ja, generell an alle, die „natürlich" gesund leben wollen.

Heike Schröder

1. Wir leben in einer Welt voller Plastik

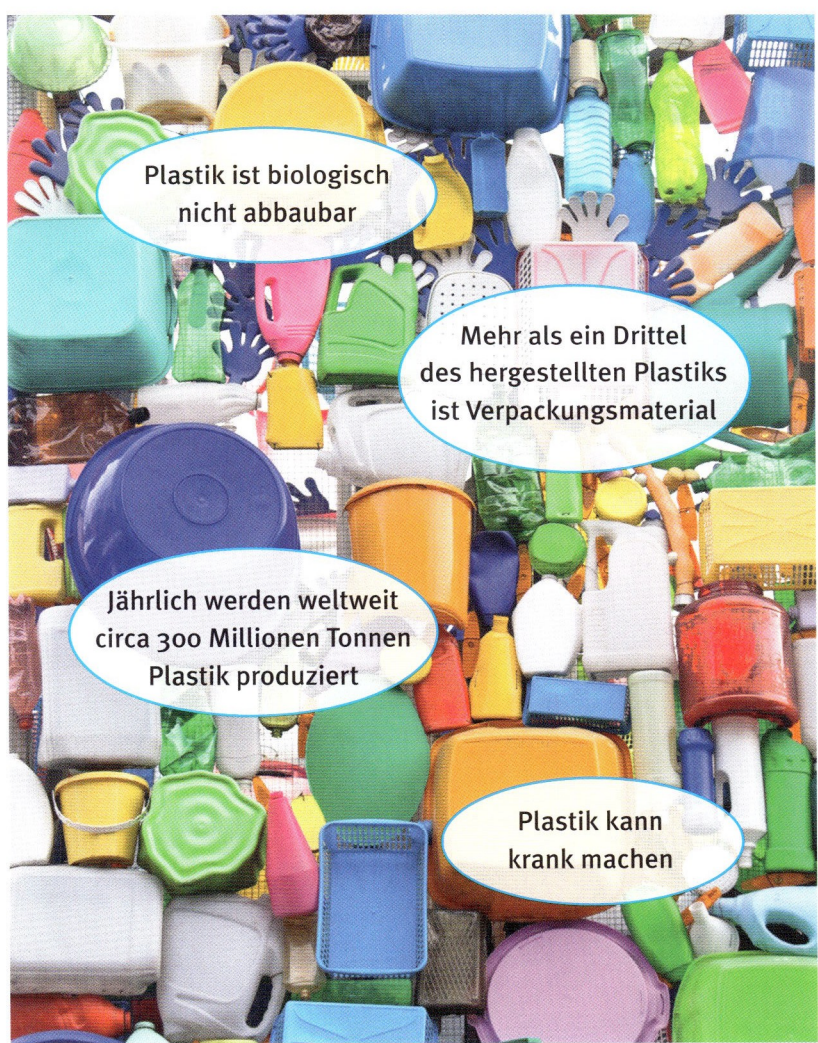

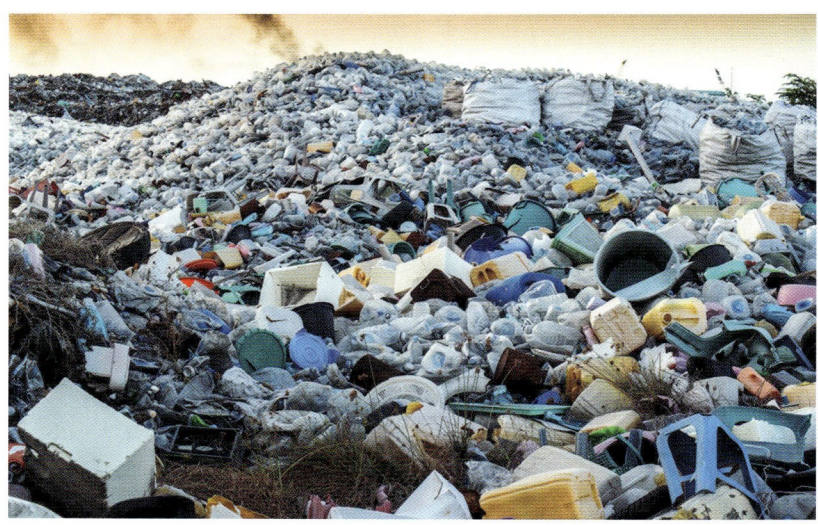

Plastik – eine Erfindung mit fatalen Folgen für die Menschheit

„Nach der Steinzeit, der Bronze- und der Eisenzeit haben wir jetzt die Plastikzeit." So lautet die drastische Aussage von Werner Boote, Regisseur des Dokumentarfilms *Plastic Planet*, der einen Zeitenwandel mit erheblichen Folgen für Mensch und Umwelt beschreibt. Plastikmüll gehört zu den größten Gefahren für die Zukunft unseres Planeten – und damit auch für uns.

Lassen Sie uns hier zu Anfang kurz klären, was wir mit „Plastik" meinen. „Plastik" ist ein umgangssprachliches Wort für Kunststoffe aller Art. Das sind „künstlich" hergestellte Stoffe, die also nicht in der Natur vorkommen und nicht auf natürliche Weise zersetzt und abgebaut werden können. Seit dem Beginn der Produktion von Kunststoffen Anfang des 20. Jahrhunderts hat sich unsere Welt grundlegend verändert, dazu brauchen wir nur in unseren Einkaufswagen zu schauen: 80 Prozent der im Supermarkt verfügbaren Waren sind in Plastik verpackt. Wir leben in einer Welt voller Kunststoffe, die unseren

Alltag prägen. Plastikflaschen und -tüten, Plastikverpackungen, Plastikspielzeug, Plastikzahnbürsten, Flip-Flops und Ähnliches finden sich in jedem Winkel der Erde – mittlerweile leider auch dort, wo man es nicht vermuten würde, wie in der Tiefsee oder am Nordpol.

Was macht diese Kunststoffe so beliebt, dass immer mehr davon produziert wird? Der Vorteil liegt sicherlich in den vielen praktischen Eigenschaften. Plastik kann hart sein wie Stahl, ist aber viel leichter; es kann klar sein wie Glas, ist aber nicht so zerbrechlich. Plastik schützt Lebensmittel vor Schmutz und Keimen, es verhindert, dass sie austrocknen oder verderben, es ist leicht, biegsam und flexibel, bruchfest, temperaturbeständig, transportabel und widerstandsfähig. Außerdem lässt es sich sehr günstig produzieren. Seine Eigenschaften ermöglichen vor allem in der Medizin, der Gebäudetechnik und der Luftfahrt innovative Lösungen.

Doch der beliebte Kunststoff hat auch seine dunklen Seiten. Überall auf der Erde werden Menschen in der Zukunft Plastik vorfinden, denn es ist biologisch nicht abbaubar. Plastikmüll bleibt über

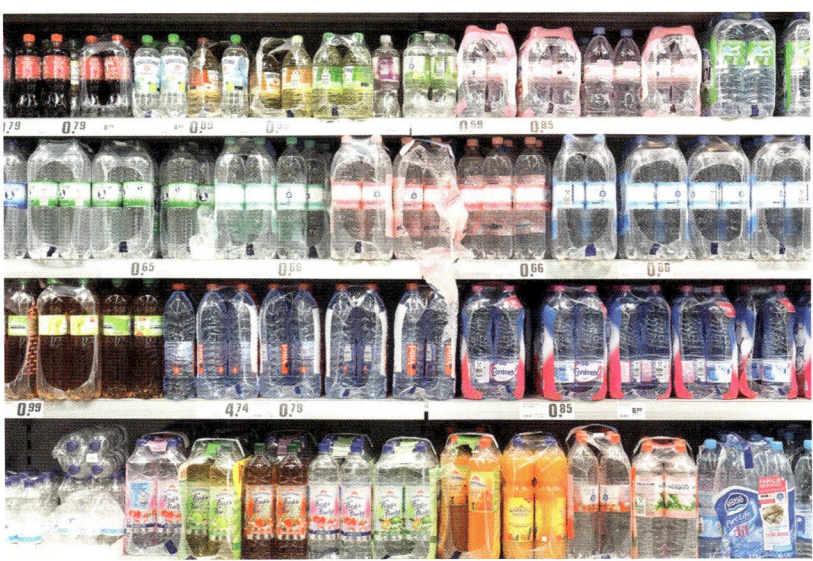

Jahrzehnte bis Jahrhunderte erhalten und belastet unsere Umwelt. Der Kunststoff wird nicht durch Bakterien zersetzt, er zerfällt nur über einen sehr langen Zeitraum hinweg in immer kleinere Teile, zum Beispiel durch mechanische Kräfte wie Reibung, durch Kontakt mit Sonnenlicht oder mit Salzwasser. Eine Plastiktüte benötigt 10 bis 20 Jahre, ein Styroporbecher 50 Jahre und eine PET-Einwegflasche sogar 450 Jahre, bis sie vollständig zersetzt sind. Und wir produzieren immer mehr davon.

Bei dem Zersetzungsvorgang werden fatalerweise auch noch die im Plastik gebundenen chemischen Giftstoffe freigesetzt. Selbst wenn sich Kunststoffe letztendlich doch schneller zersetzen sollten, als bislang vermutet (so eine japanische Studie der Forschergruppe um Katsuhiko Saido, nach einer Präsentation von K. Saido von der *Nihon University* in Chiba, Japan, 08/09, vor der *American Chemical Society*), bedeutet dies vor allem, dass die darin enthaltenen Gifte noch schneller in die Umwelt entweichen. Das hat verhängnisvolle Auswirkungen auf das Ökosystem und auf unsere Gesundheit – nämlich wenn die Chemikalien in unsere Nahrungskette gelangen. Und das tun sie, wie wir weiter unten sehen werden. Aber auch bereits durch die Verwendung von Plastik im Alltag können giftige Chemikalien in unseren Körper gelangen und uns krank machen; sie könnten vielleicht sogar mitverantwortlich sein für den enormen Anstieg von Zivilisationskrankheiten.

Plastik bringt leider noch weitere Probleme mit sich: Mehr als die Hälfte des Plastikmülls wird nicht recycelt, sondern verbrannt, und beim Verbrennen von Plastikmüll wird Kohlendioxid (CO_2) freigesetzt und damit das Weltklima negativ beeinflusst.

Wofür Plastik verwendet wird

In den 1950er-Jahren setzte der massenhafte Einsatz von Plastik ein und in den letzten 50 Jahren ist die Plastikproduktion explosionsartig angestiegen. Kein anderer Werkstoff wird so weitreichend und vielfältig eingesetzt wie Kunststoff.

Heute werden weltweit jährlich um 300 Millionen Tonnen Plastik produziert, mit steigender Tendenz vor allem in den sogenannten Entwicklungsländern.

„Die Menge an Kunststoff, die wir seit Beginn des Plastikzeitalters produziert haben, reicht bereits aus, um unseren gesamten Erdball sechs Mal mit Plastikfolien einzupacken."

Werner Boote im Dokumentarfilm *Plastic Planet*

In Europa wird Plastik hauptsächlich für Verpackungen eingesetzt. Fast 40 Prozent des Kunststoffs landen auf diese Weise nach sehr kurzer Anwendung sofort wieder im Müll. Alleine in Deutschland wird so viel Verpackungsmüll produziert wie niemals zuvor. Im Jahr 2014 kamen bei uns durch Entsorgung von Verpackungen 17,8 Millionen Tonnen Plastikmüll zusammen (Umweltbundesamt 2015) – ein neuer Negativrekord, und die Tendenz ist steigend. Damit ist Deutschland „Europameister" im Produzieren von Verpackungsmüll – sicherlich kein erstrebenswerter Titel.

Aus der nachfolgenden Grafik ersieht man, dass mehr als ein Drittel der in Deutschland verarbeiteten Kunststoffe für Verpackungen eingesetzt wurden; der Bausektor belegte den zweiten Platz, gefolgt vom Fahrzeugbau.

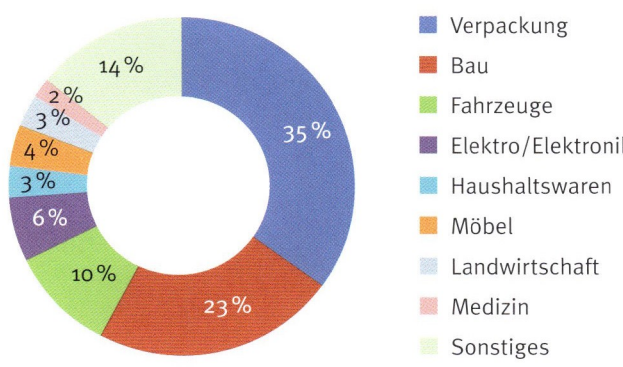

Kunststoffverarbeitung in Deutschland nach Branchen 2013–2015 (in 1000 t; © Consultic Marketing & Industrieberatung 2015, S. 7; siehe Literaturverzeichnis)

Kunststoffe – ihre Herstellung und ihre Geschichte

Synthetische Kunststoffe werden künstlich hergestellt, hauptsächlich aus Erdöl (– circa 5 Prozent des Erdöls aus den Raffinerien gelangt in die Produktionsanlagen der Kunststoffindustrie), und zwar durch Verknüpfung vieler kleiner Moleküle (Monomere) zu großen Makromolekülen (Polymere). Je nach chemischer Eigenschaft der Monomere werden verschiedene Verfahren zum Verknüpfen verwendet: die Polymerisation, die Polykondensation oder die Polyaddition. Daraus entstehen verschiedene Arten von Kunststoffen, die in drei Gruppen unterteilt werden können:

- **Thermoplaste,** die bei höheren Temperaturen erneut verformbar sind. Hierzu zählen Polyethylen oder Polyester als Grundlage etwa für Plastiktüten oder Verpackungen.
- **Duroplaste,** die nach der Formgebung auch bei höheren Temperaturen nicht wieder verformbar sind. Verwendung finden sie häufig bei Elektroinstallationen.
- **Elastomere,** die durch Druck oder Dehnung kurzzeitig verformbar sind, danach aber wieder in ihre ursprüngliche Form zurückkehren. Hierzu zählen Autoreifen, Gummibänder oder Chemikalienhandschuhe.

In weiteren Arbeitsschritten werden verschiedenartige kleine Plastikpellets erzeugt, denen man chemische Zusatzstoffe – sogenannte Additive – beimischt, um die Eigenschaften des Kunststoffs fast frei bestimmbar zu verändern. Diese Zusatzstoffe sind chemische Wirkstoffe, die die Materialeigenschaften des Kunststoffs auf die Erfordernisse der jeweiligen Anwendung einstellen, damit man genau angepasste mechanische, chemische oder elektrische Eigenschaften erzielt. Allein die Zusatzstoffe sorgen für die Vielfältigkeit von Plastik und seinen Einsatzmöglichkeiten; dies sind zum Beispiel Weichmacher, Stabilisatoren, Flammschutzmittel, Farbstoffe, Gleitmittel, Verstärkungsmittel, Antistatika und Füllstoffe.

	Kunsttstoffarten	Produkte
Thermoplaste	**PA** Polyamid	Brillengestelle, chirurgische Instrumente, Klarsichtfolien, Nylon, Perlon
	PE Polyethylen	Plastiktüten, Frischhaltefolien, Spielzeug, Lebensmittelverpackungen, Eimer, Flaschenkästen, Kanister, Haushaltsgeräte
	PMMA Polymethylmethacrylat	Lineale, Plexiglas, Autorücklichter
	PP Polypropylen	Becher, Lebensmittelverpackungen, Batteriekästen, Auto-Bauteile, Schuhabsätze, Wasserkocher, Verpackungsfolien, Kaffeemaschinen
	PS Polystrol	Joghurtbecher, Einwegbecher, Lebensmittelverpackungen, Gehäuse, CD-Hüllen, Dosen, Spielzeug, Styropor®
	PVC Polyvinylchlorid	Fensterprofile, Rohre, Fußbodenbeläge, Schläuche, Duschvorhänge, Klebebänder, Verpackungsfolien, Bodenbeläge
Duroplaste	**MF** Melamin-Formaldehydharz	Kochlöffel, elektrische Isolierungen, Oberfläche von Küchenmöbeln, Bakelit®
	UF Aminoplaste	Becher, Steckdosen, Lichtschalter, elektrische Isolierungen, Tabletts
Elastomere	**PUR** Polyurethan	Schaumstoffe, Matratzeh, Wärmedämmung, Fugendichtungen
	Vulkanisierter Kautschuk Gummi	Gummistiefel, Gummibänder, Autoreifen, Schnuller

© Heike Schröder

Eine kurze Geschichte des Kunststoffs

1839: Charles Goodyear (Urvater des Plastiks) mischt Kautschuk mit ein wenig Schwefel; dadurch wird der Kautschuk formbar. So erfindet er Gummi. In weiteren Entwicklungsprozessen erzeugt er Hartgummi (Duroplast), das dann für Schmuckstücke und Telefonteile verwendet wurde.

1870: John Wesley Hyatt erfindet den wohl bekanntesten frühen Kunststoff – das Zelluloid – als Ersatzmaterial für Elfenbein in Billardkugeln. Zelluloid erweist sich als bahnbrechend für die Filmindustrie.

1872: Adolf von Baeyer beschreibt die Polykondensation (Überführung von Monomeren in Polymere = Kunststoffe) von Phenol und Formaldehyd und schafft damit die Grundlage für die heutige Kunststoffchemie.

1907: Leo Baekland entwickelt mit Bakelit den ersten synthetischen Duroplasten, der industriell in großen Mengen hergestellt werden kann. Mit Bakelit verändert sich die Konsumwelt: Zuvor unerschwingliche Geräte wie Telefon und Radio („Volksempfänger") werden erschwinglich.

1911: Ernst Richard Escales gibt zum ersten Mal die Fachzeitschrift *Kunststoffe* heraus.

1920: Hermann Staudinger (Begründer der Polymerchemie) veröffentlicht eine Arbeit über seine Theorie der langen Moleküle – Makromoleküle (Polymere) –, die sich zur Herstellung von PVC eignen. So können bessere Herstellungsverfahren entwickelt werden und der Siegeszug der Kunststoffe beginnt.

1930er-Jahre: Die ersten Materialien, die durch Polymerisation hergestellt werden, sind PVC (Polyvinylchlorid), Plexiglas, Polyurethan (Schaumstoffe), Silikone und Teflon (Polytetrafluorethylen).

1940: „Revolution" im Bereich der Damenstrümpfe – Nylon (ein Polyamid) kommt auf den Markt und macht als Ersatzmaterial für teure Naturfasern wie Seide Damenstrümpfe erschwinglich. Am *Nylon Day* (15. Mai 1940) werden mehrere Millionen Paar Strümpfe verkauft. Nylon und chemisch vergleichbare Kunstfasern verändern die Mode- und die Wohnwelt.

Der weltweite Plastikkonsum wächst Jahr für Jahr um Millionen Tonnen. 1950 war unser Leben noch fast frei von Kunststoffen; weltweit wurden gerade einmal 1,7 Millionen Tonnen Kunststoffe hergestellt. 1989 waren es bereits 100 Millionen Tonnen, und seither hat sich die Produktion fast verdreifacht: auf 300 Millionen Tonnen im Jahr.

2. Plastik im Körper

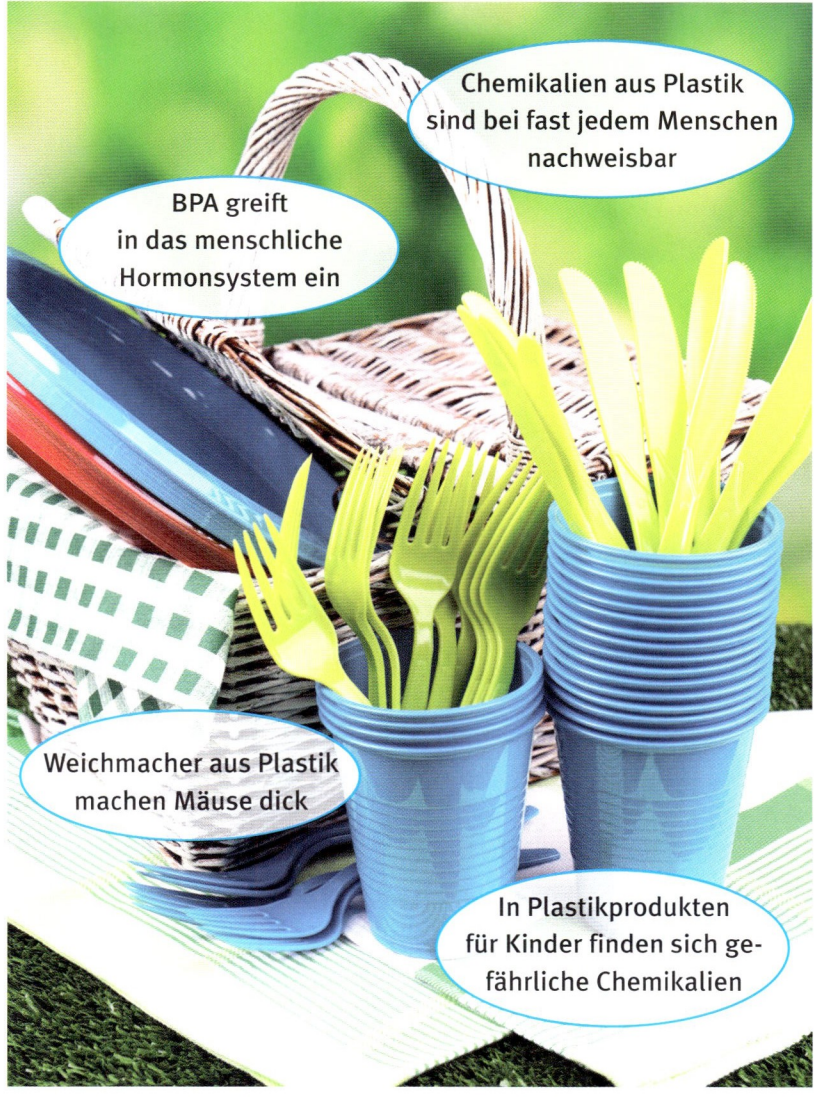

Gefährliche Zusatzstoffe in Plastik

Nicht erst der Plastik*müll* ist für die Umwelt ein gravierendes Problem – auch die *Nutzung* von Plastik kann schon fatale Auswirkungen auf die Gesundheit haben. Die Eigenschaften von Kunststoffen lassen sich durch Beimengen chemischer Zusatzstoffe beliebig modifizieren und den jeweiligen Bedürfnissen anpassen. Diese Zusatzstoffe machen erst die Eigenart eines Kunststoffs aus; sie bestimmen zum Beispiel, ob Plastik hart oder weich, biegsam oder stabil, bunt gefärbt oder transparent ist. Über *diese* Inhaltsstoffe von Plastik gibt es noch viel zu wenige Erkenntnisse.

Wussten Sie, dass die Hersteller von Plastikprodukten wie Plastikschüsseln, -flaschen oder Spielzeug in der Regel überhaupt nicht wissen, aus welchen Chemikalien der gelieferte Kunststoff besteht? Die Hersteller bekommen den Kunststoff normalerweise in kleinen Pellets, die sie zum jeweiligen Plastikprodukt verarbeiten. Sie wissen, dass der Kunststoff beispielsweise weich, biegsam und schwer entflammbar ist – diese Eigenschaften hatten sie bestellt. Aber welche Chemikalien für die Schaffung dieser Eigenschaften verwendet wurden, erfahren sie nicht. Das ist nämlich ein gut gehütetes Geheimnis der Plastikindustrie. Im Plastik einer Wasserflasche etwa sind mehr als 2000 verschiedene Inhaltsstoffe enthalten. Jeder Hersteller hat Geheimrezepturen, die er nicht offenlegen muss. Und so landen unzählige Plastikartikel mit bedenklichen Zusatzstoffen in unserem Haushalt.

Es ist paradox: Die Hersteller von *Lebensmitteln* sind gesetzlich verpflichtet, die Zutaten, Zusatzstoffe und Aromen der verwendeten Nahrungsmittel anzugeben – die Hersteller der *Verpackung*, deren Kunststoffe mit den Lebensmitteln in Kontakt kommen, sind dagegen *nicht* verpflichtet, die Inhaltsstoffe der Kunststoffverpackung anzugeben.

Wir wissen also nicht, welche Chemikalien in der Plastikfolie und den Plastikbechern, die unsere Lebensmittel beinhalten oder umschließen, enthalten sind. Wir wissen aber, dass es bei einigen der verwendeten Chemikalien Bedenken bezüglich ihrer Auswirkungen auf die Gesundheit gibt und dass manche Chemikalien in die Lebensmittel übergehen können. Von der Plastik- und Verpackungsindustrie wird diese Gefahr heruntergespielt: Die Verwendung von Kunststoffen in den zahlreichen Anwendungen sei geprüft und sicher.

Unabhängige Wissenschaftler sehen das aber ganz anders. Die chemischen Zusatzstoffe im Plastik sind nicht fest gebunden, sie können ausdünsten und die Atemluft und den Hausstaub belasten; Nahrungsmittel – vor allem fetthaltige oder flüssige – können die Schadstoffe aus der Kunststoffverpackung annehmen.

Die Chemikalien gelangen in unseren Körper über:

- **Nahrung:** Insbesondere fetthaltige Nahrungsmittel nehmen Chemikalien aus Lebensmittelverpackungen auf, wenn sie in Plastik eingeschweißt sind. Beim Erhitzen von Plastik können Chemikalien austreten und Wasser oder Lebensmittel belasten. Weichmacher können auch während der Verarbeitungsprozesse in die Lebensmittel gelangen, zum Beispiel wenn Öl durch belastete PVC-Schläuche abgefüllt wird.
- **Atmung:** Chemikalien dünsten aus Plastik aus und reichern sich in der Raumluft an oder gelangen durch mechanische Belastung (zum Beispiel Bodenbeläge aus PVC) in den Hausstaub und in die Raumluft. Hohe Schadstoffkonzentrationen befinden sich oft auch in Autoinnenräumen – wegen belasteter Armaturen („Neuwagengeruch").
- **Haut:** Schädliche Chemikalien gelangen in die Haut, wenn Kosmetika wie Shampoos, Cremes, Nagellack oder Deos Weichmacher zugesetzt sind, oder über direkten Kontakt (Weich-PVC-Luftmatratze, PVC-Bodenbelag).
- **Mund:** Insbesondere Kleinkinder nehmen gerne alles in den Mund und können so über PVC-Spielzeug Weichmacher aufnehmen.

Studie: Chemikalien in Mineralwasser
In einer Studie von Martin Wagner und Jörg Oehlmann von der Goethe-Universität Frankfurt am Main in Zusammenarbeit mit der Bundesanstalt für Gewässerkunde wurden 18 Mineralwässer aus Plastikflaschen auf Chemikalien getestet. Die Forscher konnten nachweisen, dass Chemikalien auf das Wasser übergehen. Sie identifizierten Spuren von mehreren Tausend Chemikalien in den getesteten Wässern, unter anderem die Weichmacherchemikalie DEHF, die eine Störung des körpereigenen Hormonsystems verursachen kann. (Wagner 2013)

Als besonders problematisch und gesundheitlich bedenklich gelten vor allem die Zusatzstoffe Bisphenol A, Weichmacher und Flammschutzmittel.

Bisphenol A (BPA)

Die chemische Substanz Bisphenol A ist in vielen Plastikprodukten enthalten. BPA ist weltweit die am häufigsten produzierte Industriechemikalie und findet sich als Weich- oder Hartmacher in vielen Alltagsgegenständen aus Kunststoff. Täglich sind wir dieser Chemikalie ausgesetzt: Wir essen Gemüse oder Fertiggerichte aus mit Kunststoff beschichteten Dosen und erhitzen unser Essen vielleicht in Mikrowellengeschirr. Wir trinken Wasser aus Plastikflaschen und geben unseren Kindern Milch in Plastik-Babyflaschen. Wir legen CDs und DVDs mit der Hand ein, tragen Kunststoffbrillen, haben Kunststoff-Zahnfüllungen oder halten beschichtete Kassenbons oder Tickets in der Hand. Definitiv befindet sich Bisphenol A in allen Produkten aus Polycarbonat – ein durchsichtiger und harter Kunststoff –, unter anderem in Flaschen und anderen Behältern für Lebensmittel. Über jedes dieser Produkte findet die Chemikalie den Weg in unseren Körper – hauptsächlich über die Nahrung, durch Lebensmittel oder Getränke, die mit BPA in Kontakt gekommen sind, aber auch über die Haut und die Atmung (belasteter Hausstaub).

Jedes Nahrungsmittel, das in einem Bisphenol-A-haltigen Behälter aufbewahrt wird, ist mit BPA belastet; dieses kann sich beim Erhitzen oder durch Säureeinwirkung besonders leicht herauslösen. Plastik in der Spülmaschine kann durch Kontakt mit heißem Wasser ebenso BPA freisetzen, das dann wiederum an anderem Geschirr haften bleibt. Zudem ist diese Chemikalie fettlöslich und belastet fetthaltige Nahrungsmittel, sobald diese mit dem Plastik in Berührung kommen.

„Die Menschen in den industrialisierten Staaten sind mittlerweile zu über 90 Prozent chronisch mit Bisphenol A (BPA) belastet, also sozusagen ‚plastiniert'", sagt Dieter Swandulla, Institutsdirektor der Physiologie II an der Universität Bonn. „In nahezu jeder Urinprobe lassen sich nennenswerte Konzentrationen von BPA nachweisen." (D. Swandulla im *Handelsblatt*, 2013 a)

Ob dies nun ein Grund zur Sorge ist, darüber streiten sich die Wissenschaftler schon seit Jahren. Obwohl Behörden wie die europäische Behörde für Lebensmittelsicherheit (EFSA) und das Bundesinstitut

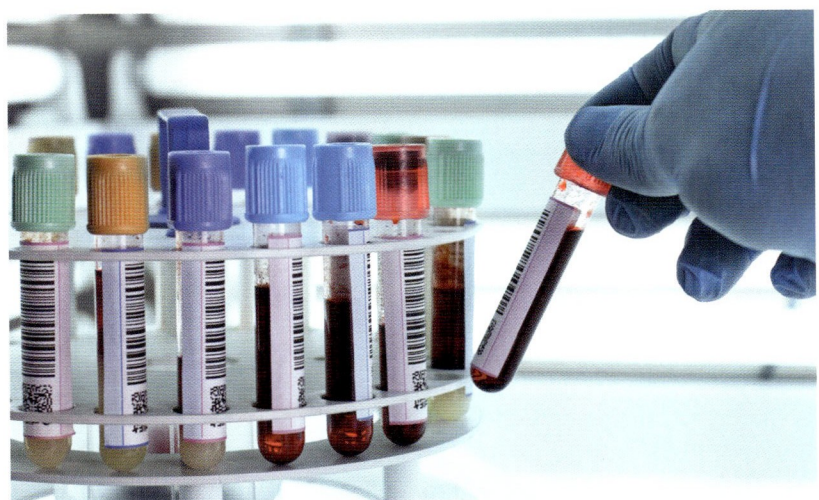

Bisphenol A im Körper kann im Labor nachgewiesen werden.

für Risikoforschung (BfR) die Unbedenklichkeit von Bisphenol A bei sachgemäßer Verwendung betonen, bestätigen sie gleichzeitig die Tatsache, dass sich die Chemikalie aus den Kunststoffprodukten lösen und in die Lebensmittel gelangen kann. Sie sehen darin aber keine gesundheitlichen Risiken, weil die in die Lebensmittel eintretenden Mengen viel zu gering seien. Bisphenol A gehört jedoch zu den *hormonellen Schadstoffen* und viele unabhängige Wissenschaftler sind der Meinung, dass BPA bereits in *kleinsten* Dosen in das Hormonsystem eingreifen und die Gesundheit gefährden kann.

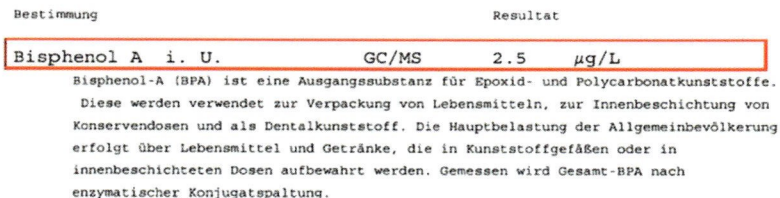

Laborbefund für den Nachweis von Bisphenol A im Urin (Quelle: Medizinisches Labor Bremen)

Zur Wirkung dieser Chemikalie auf die menschliche Gesundheit sind international zahlreiche wissenschaftliche Studien durchgeführt worden – mit teilweise erschreckenden Ergebnissen. Bisphenol A gehört zu den sogenannten endokrinen Disruptoren und kann wie das weibliche Sexualhormon Östrogen wirken: Unter anderem werden sexuelle Frühreife, eine reduzierte Spermienzahl und Verhaltensstörungen als Folgen diskutiert. Durch seine Fettlöslichkeit besteht die Gefahr, dass sich BPA in Körpergeweben einlagert und so hohe Konzentrationen erreicht.

Während in Deutschland noch darüber nachgedacht wird, sind andere Länder skeptischer und handeln lieber nach dem Vorsorgeprinzip, um eine mögliche Gesundheitsgefährdung auszuschließen. Frankreich verhängte im Januar 2015 ein generelles Verbot von BPA in

Lebensmittelverpackungen und war damit Vorreiter in der EU. Kanada hat bereits 2008 Bisphenol A in Babyflaschen verboten. Seit 2011 gilt auch in der Europäischen Union ein entsprechendes Verbot. Einzelne EU-Mitgliedsstaaten gehen bereits über diese Regelung hinaus. In Österreich ist BPA auch in Babyschnullern und Beißringen verboten, in Dänemark, Belgien und Schweden gilt dieses Verbot für *alle* Lebensmittelbehältnisse für Kleinkinder.

Auch die europäische Behörde für Lebensmittelsicherheit hat endlich reagiert: Im Jahr 2015 korrigierte sie den Grenzwert für BPA (die tolerierbare tägliche Aufnahmemenge) drastisch nach unten, und zwar von 50 auf 4 Mikrogramm pro Kilogramm Körpergewicht. Die EFSA verpflichtete sich zu einer Neubewertung der Toxizität (voraussichtlich in 2017). Unabhängigen Wissenschaftlern ist das jedoch viel zu wenig – sie fordern ein generelles Verbot von Bisphenol A.

**Studie: Essen aus Konservendosen führt zu
stark erhöhter Belastung mit BPA**
Wissenschaftler der *Harvard School of Public Health* führten eine Studie mit 75 Teilnehmern durch, die in zwei Gruppen aufgeteilt wurden. Eine Gruppe konsumierte fünf Tage lang täglich 350 ml Gemüsesuppe aus Konservendosen, die andere Gruppe bereitete sich 350 ml frische Gemüsesuppe zu. Nach zwei Tagen Karenz wurde getauscht. Die hormonaktive Chemikalie BPA ist Bestandteil der Innenbeschichtung von Konservendosen. Der Vergleich der Urinproben während der Testtage zeigte einen mehr als 1000-prozentigen Anstieg von BPA im Urin bei den Probanden, die aus den Konservendosen gegessen hatten! (Carwile 2011) Die unerwartete Höhe des BPA-Anstiegs nach Konsum von nur einer Portion Suppe am Tag könnte für diejenigen sehr bedenklich sein, die *regelmäßig* aus Konservendosen essen oder täglich Getränke aus Dosen trinken.

Die gute Nachricht: Alleine das *Weglassen* von Plastikmaterialien im Haushalt und bei Lebensmitteln führt nach circa zwei Monaten zu einer messbaren und signifikanten Verringerung der BPA-Konzentration im Urin.

Tipps: *Vermeiden Sie Produkte aus Polycarbonat, erkennbar am Recyclingcode 07 oder am Kürzel „PC" auf dem Produkt. Verwenden Sie bei Bedarf Schnuller aus Naturkautschuk, vermeiden Sie Getränkeflaschen aus Plastik sowie Getränke- und Konservendosen. Entsorgen Sie Plastikbehälter mit Kratzern und verwenden Sie kein Plastik in der Mikrowelle. Kaufen Sie keine fetthaltigen Lebensmittel (wie Käse, Wurst, Sahne) in Plastikverpackungen.*

Weichmacher

Weichmacher setzt man den Kunststoffen zu, um sie biegsamer, dehnbarer oder geschmeidiger zu machen. Sie finden sich in Verpackungsfolien, Lebensmittelverpackungen, Bodenbelägen, Duschvorhängen, Tapeten, abwaschbaren Tischdecken, Vinylhandschuhen, in Lacken, Kunstleder, Regenkleidung, Sportartikeln und Kinderspielzeug. Vor allem dem PVC mischt man Phthalate als Weichmacher bei, um das spröde PVC weich und elastisch zu machen. Weich-PVC besteht bis zu 50 Prozent aus Weichmachern. Bei Lebensmitteln findet man Phthalate zum Beispiel in Deckeldichtungen oder in den PVC-Folien für abgepackten Käse oder Fleisch.

Einige Weichmacher – besonders Verbindungen aus der Gruppe der Phthalate – sind im Kunststoff nicht fest gebunden, sie können nach und nach „ausgasen", sich durch Reibung lösen oder im Kontakt mit verschiedenen Flüssigkeiten oder Fetten in diese übergehen.

Folgende Phthalate werden am häufigsten eingesetzt:
– DEHP (Diethylhexylphthalat)
– DBP (Dibutylphthalat)

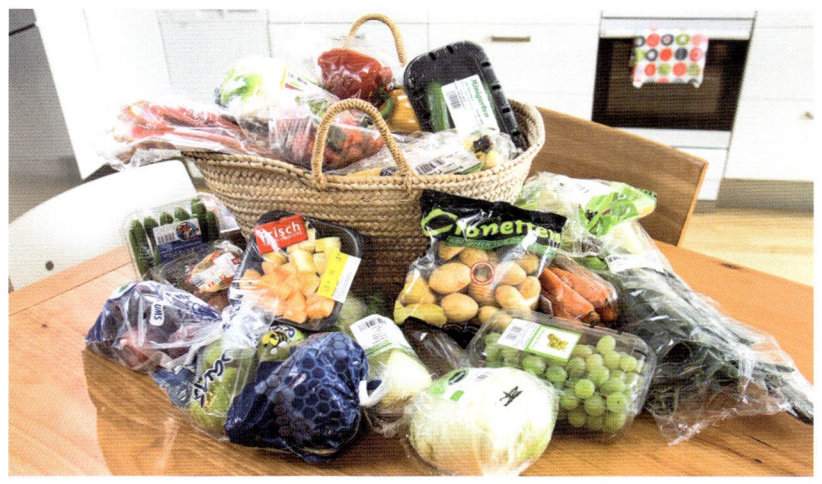

– BBP (Benzylbutylphthalat)
– DIDP (Diisodecylphthalat)
– DINP (Diisonylphthalat)

Die verschiedenen Weichmacher haben unterschiedliche Wirkungen auf den Organismus. Manche greifen in das Hormonsystem ein und schädigen so die Gesundheit. Die Europäische Union hat beispielsweise DEHP, DBP und BBP bereits als „fortpflanzungsgefährdend" eingestuft und seit 2007 für Babyartikel und Kinderspielzeug ein Anwendungsverbot erteilt. Seit 2015 ist ihr Einsatz weiter eingeschränkt, die Hersteller benötigen eine Genehmigung, wenn sie diese Phthalate verwenden wollen. Bei DINP und DIDP steht die lebertoxische Wirkung im Vordergrund. Weitere Weichmacher stehen im Verdacht, dass sie Übergewicht und Diabetes mitverursachen. Sicherlich existieren für Weichmacher insbesondere bei der Nutzung in Lebensmittelverpackungen Grenzwerte, doch diese basieren auf einer Einzelbewertung der Substanzen. Die schädliche Wirkung von Phthalaten erhöht sich aber in Verbindung mit anderen chemischen Substanzen im Körper. Und mittlerweile lassen sich Phthalate überall in der Umwelt nachweisen, von wo sie schließlich in unseren Körper gelangen können. Aus vielen Lebensmitteln und anderen Quellen wie Bodenbelägen oder Tapeten nehmen wir zwar vielleicht nur *geringe* Belastungen auf, aber letztlich *summieren* sich die Wirkungen der Chemikalien in unserem Körper.

Auch einige Medikamente, vor allem magensaftresistente Kapseln und Tabletten, enthalten Phthalate als Hilfsmittel. Die Weichmacher bilden einen säureresistenten Schutz gegen zu frühe Zersetzung der Medikamente im Magen, sodass der Wirkstoff erst im Darm freigesetzt wird. Patienten, die auf diese Medikamente eingestellt waren, zeigten eine überdurchschnittlich hohe Konzentration an Weichmachern im Blut. (Eine Liste mit einigen dieser Medikamente finden Sie unter http://internet-apotheke-freiburg.de/arzneimittel/dep.html)

Studie: Wenn Weichmacher aus Plastik Mäuse dick macht
Um die Wirkung von Weichmachern zu belegen, haben Forscher an der Universität Leipzig Mäusen zehn Wochen lang DEHP im Trinkwasser verabreicht – in Mengen, die vor ein paar Jahren noch jeder EU-Bürger zu sich nahm. Die Studie hatte ein eindeutiges Ergebnis: Vor allem die weiblichen Mäuse wurden fett. Ja, richtig fett! An dem Blut dieser dicken Mäuse konnte man erkennen, dass der Anteil der Fettzellen erhöht und der Zuckerstoffwechsel gestört war.

Professor Martin von Bergen, Leiter des Departments Molekulare Systembiologie am Helmholtz-Zentrum für Umweltforschung (UFZ), schließt daraus, dass Weichmacher ganz offensichtlich massiv in den Hormonhaushalt eingreifen und mitschuldig daran sind, dass es immer mehr fettleibige Menschen gibt und dass diese Diabetes vom Typ 2 entwickeln.

Der in der Studie verwendete Weichmacher DEHP ist zwar seit 2007 für Verpackungen fetthaltiger Lebensmittel verboten und seit 2015 EU-weit zulassungspflichtig, doch kann DEHP als „Modell" angesehen werden, denn die anderen Weichmacher, die stattdessen eingesetzt werden, sind diesem relativ ähnlich. Außerdem könnten Lebensmittel, die von außerhalb der EU importiert werden, wegen ihrer Verpackungen weiterhin mit DEHP belastet sein.

Ob die Ergebnisse dieser Studie auf Menschen übertragbar sind, ist noch nicht klar, weil Mäuse einen anderen Stoffwechsel haben. Zunehmend erhärtet sich aber der Verdacht, dass Weichmacher Übergewicht und Diabetes mitverursachen können. Tatsächlich gibt es Zusammenhänge zwischen Übergewicht und einer erhöhten Konzentration von Umweltgiften im Fettgewebe.

Tipps: *Vermeiden Sie Weich-PVC, denn darin sind immer Weichmacher enthalten, die sich mit der Zeit herauslösen. Verwenden Sie Duschvorhänge aus gewachster Baumwolle, vermeiden Sie PVC-Böden (besser Kork oder Holz), vermeiden Sie generell Plastikspielzeug (vor allem aus China) und tragen Sie Flip-Flops aus Naturkautschuk.*

Flammschutzmittel

Flammschutzmittel sind Chemikalien, die Kunststoffen zugesetzt werden, damit deren Brandsicherheit erhöht wird. Die meisten Kunststoffe sind leicht brennbar – unser Alltag wäre ohne diesen Zusatz also um ein Vielfaches gefährlicher. Allerdings sind viele dieser Chemikalien gesundheits- und umweltschädigend.

Flammschutzmittel werden eingesetzt in Sitzmöbeln, Matratzen, Gehäusen von Computern oder Fernsehern, in Elektrokabeln, Teppichrückenbeschichtungen, Dämmstoffen und Montageschäumen. Sie sind in Kuscheltieren mit Kunstfell enthalten und in Elektronikspielzeugen. Diese Chemikalien können aus dem Kunststoff entweichen und belasten dann die Innenraumluft und den Hausstaub. Im menschlichen Blut und in Muttermilch findet man seit Jahren ebenso steigende Konzentrationen einiger dieser Chemikalien wie im Hausstaub.

(Umweltbundesamt 2008) Die Hauptbelastung erfolgt in der Regel über die Nahrung, vor allem durch fetthaltige Lebensmittel wie Fisch und Muscheln, Fleisch, Milch und Eier. Pflanzen können diese Gifte über den Boden aufnehmen, sodass auch Wurzelgemüse belastet sein kann. Viele polybromierte Flammschutzmittel sind seit Langem im Einsatz, sie sind schwer abbaubar, einige reichern sich in der Umwelt an, gelangen in die Nahrungskette und sind sogar in entlegenen Gebieten im Fettgewebe von Tieren zu finden.

In Tierversuchen konnte gezeigt werden, dass polybromierte Flammschutzmittel das Nervensystem schädigen und Verhaltensstörungen wie Hyperaktivität auslösen können. (Eriksson 2001) Einige Flammschutzmittel stehen im Verdacht, krebsauslösend zu sein und eine hormonähnliche Wirkung zu haben.

Tipps: *Bevorzugen Sie elektronische Geräte, Baustoffe und Ähnliches mit dem Umweltzeichen „Blauer Engel". Diese enthalten keine polybromierten Flammschutzmittel. Achten Sie auf das Zeichen „Emissionsarme textile Bodenbeläge" oder „Öko-Tex" für Textilien.*

Experimente: Chemikalien lösen sich aus Kunststoffen

Mit den beiden folgenden Experimenten können Sie selbst zu Hause ganz leicht nachweisen, dass Chemikalien sich aus Kunststoffen lösen. Sie können die Chemikalien schmecken und Sie können sie riechen.

Geschmackstest

Wir benötigen:
- eine Kunststoffflasche (oder einen Kunststoffbecher)
- eine Glasflasche (oder ein Trinkglas)
- kochendes Wasser

Füllen Sie die Kunststoffflasche und die Glasflasche mit kochendem Wasser und lassen Sie das Wasser mehrere Stunden lang auf Zimmertemperatur abkühlen. Trinken Sie zunächst das Wasser aus der Glasflasche in kleinen Schlucken, dann das Wasser aus der Kunststoffflasche.

Ergebnis: Das Wasser aus der Kunststoffflasche schmeckt anders als das Wasser aus der Glasflasche, denn durch die Hitze des kochenden Wassers haben sich Chemikalien aus dem Plastik gelöst und sind in das Wasser übergegangen.

Geruchstest

Wir benötigen:

- einen Wasserkocher, der zumindest innen mit Kunststoff beschichtet ist
- einen Kochtopf

Bringen Sie circa 1 Liter Wasser im Wasserkocher zum Kochen und gleichzeitig etwas Wasser in einem Kochtopf – beides so lange, bis Dampf aufsteigt. Dann riechen Sie vorsichtig am Wasserdampf aus dem Topf – so sollte reiner Wasserdampf aus Leitungswasser riechen. Lassen Sie den Wasserkocher abermals kochen, öffnen Sie den Deckel und riechen Sie vorsichtig (!) am Wasserdampf.

Ergebnis: Der Wasserdampf aus dem Kunststoffwasserkocher riecht anders – im schlimmsten Fall direkt nach Kunststoff. Durch den Kochvorgang haben sich Chemikalien aus dem Kunststoff des Wasserkochers gelöst und sind in das erhitzte Wasser übergegangen. Kochendes Wasser beschleunigt die Freisetzung von Chemikalien.

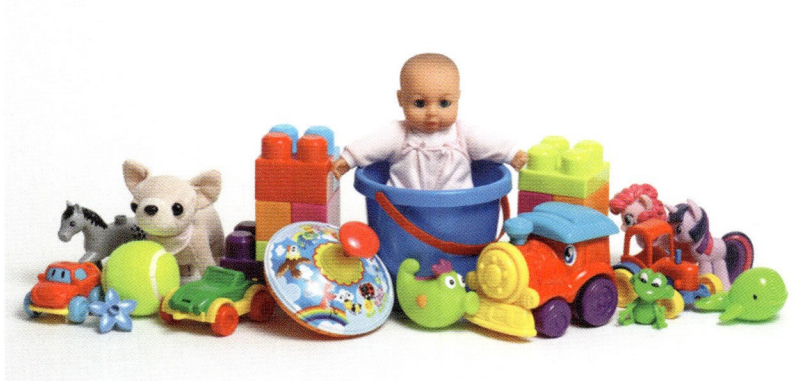

Sondermüll im Kinderzimmer – Plastikspielzeug

Spielzeug steht nach Erkenntnissen der Europäischen Kommission auf der Liste der gefährlichen Produkte ganz oben. 2015 musste die EU-Kommission vor mehr als 2000 Produkten warnen – über ein Viertel davon war Kinderspielzeug, bei dem „chemische Risiken" am häufigsten gemeldet wurden. Mit Spielzeugen kommen Kinder intensiv in Berührung, sie stecken sie in den Mund und nehmen sie mit ins Bett. Aber wohl jedes Kind hat heutzutage mehrere Spielzeuge im Kinderzimmer, die belastet sind.

Der *Bund für Umwelt und Naturschutz Deutschland* (BUND) fand in acht von neun getesteten Kinderprodukten gesundheitsschädliche Stoffe. (BUND 2013) Insbesondere ein Schnorchelset, das Kinder natürlich in den Mund nehmen, war stark mit Weichmachern belastet!

Weichmacher, Flammschutzmittel oder Bisphenol A – diese Stoffe sammeln sich im Körper an, können sich gegenseitig in ihrer Wirkung verstärken, bereits in extrem geringen Dosen das Hormonsystem beeinträchtigen und wichtige Entwicklungsprozesse stören. Besonders gefährdet sind Föten im Mutterleib und Kleinkinder, weil sie sich noch in der Entwicklung befinden.

Die meisten Produkte, die in der EU Alarm auslösen, kommen aus China, einige aber auch aus Deutschland. Im April 2016 musste die Firma *Tchibo* ein giftiges Kinderspielzeug zurückrufen: eine aufblasbare Spielfigur, die sehr stark mit dem Weichmacher Naphthalin belastet war. Das Online-Shopping verstärkt die Problematik und kann gefährlich werden: Produkte, die per Internet außerhalb der EU bestellt werden, sind möglicherweise niemals einer Sicherheitsprüfung unterzogen worden.

Man sollte meinen, dass die Hersteller insbesondere bei Produkten für Kinder auf gesundheitsschädliche Stoffe verzichten und höchste Sicherheitsstandards beachten – doch das ist leider nicht der Fall. Deshalb: Plastikspielzeug sollte am besten generell vermieden werden. Wenn das sich nicht konsequent durchhalten lässt, sollte zumindest nur Spielzeug aus Polypropylen (PP) oder Polyethylen (PE) verwendet werden. PVC jedenfalls besteht zu einem großen Teil aus giftigen Weichmachern. Wenn die Angabe des Kunststoffs auf dem Spielzeug oder der Verpackung fehlt, handelt es sich meistens um PVC!

Gute Informationsquellen bieten Institutionen wie die *Stiftung Warentest* oder der Verlag *Öko-Test*, die auf bedenkliche Inhaltsstoffe hinweisen. Indikatoren, auf die viele beim Kauf von Spielzeug achten, sind die Prüfzeichen. Leider sind diese in Bezug auf Schadstoffgehalt und Umweltverträglichkeit nicht unbedingt hilfreich. Hier eine Übersicht über die häufigsten Siegel:

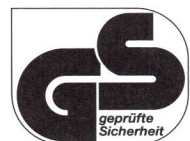 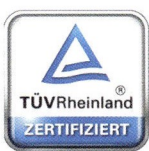 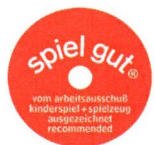 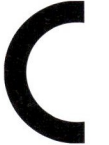 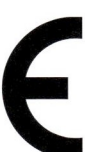

- Das Siegel **„GS" (Geprüfte Sicherheit)** bescheinigt einem Produkt, dass es den Anforderungen des Produktsicherheitsgesetzes entspricht. Es gilt nur für gesetzlich vorgeschriebene Grenzwerte.

- Der *TÜV Rheinland* ist ein privates Prüfunternehmen, das weltweit tätig ist. Die Kriterien für sein Siegel „Sicherheits- und schadstoffgeprüft" werden vom *TÜV Rheinland* selbst festgelegt. Welche Schadstoffe getestet und welche Grenzwerte gesetzt werden, ist nur schwer nachvollziehbar.

- Das Siegel **„Spiel gut"** bezieht sich vor allem auf den pädagogischen Wert des Spielzeugs. Schadstoffprüfungen werden nicht vorgenommen, aber das getestete Spielzeug ist zumindest frei von PVC.

- Das Siegel **„CE"** ist kein Prüfsiegel, es wird vom Hersteller selbst angebracht und bietet keinerlei Sicherheit. Es bestätigt nur, dass der Hersteller alle gesetzlichen Normen erfüllt hat, damit das Spielzeug in der EU verkauft werden darf. In der Realität können die damit gekennzeichneten Spielzeuge mit Schadstoffen weit über den gesetzlichen Grenzwerten belastet sein.

Tipps: *Informieren Sie sich bei Öko-Test oder Stiftung Warentest. Kaufen Sie kein Spielzeug, das nach chemischen Inhaltsstoffen oder parfümiert riecht oder sich unangenehm anfühlt. Die gelbe „Quietsche-Ente" wird oftmals als Negativbeispiel für belastetes Spielzeug verwendet; als Ersatz dafür gibt es eine gelbe Bade-Ente aus 100 Prozent Naturkautschuk (von der Firma Hevea).*

Plastik in den Zähnen – Kunststoff-Füllungen

Füllungen, Brücken, Kronen und Zahnspangen sind gesundheitlich nicht unbedenklich. Zahnfüllungen aus Amalgam sind mittlerweile in Verruf geraten – und das zu Recht: Das darin enthaltene giftige Queck-silber wird in kleinsten Mengen freigesetzt und sammelt sich im Körper an. Dieses Risiko und das auffallende Aussehen sind die Gründe dafür, dass Amalgam unter den Zahn-füllungen heute rückläufig ist.

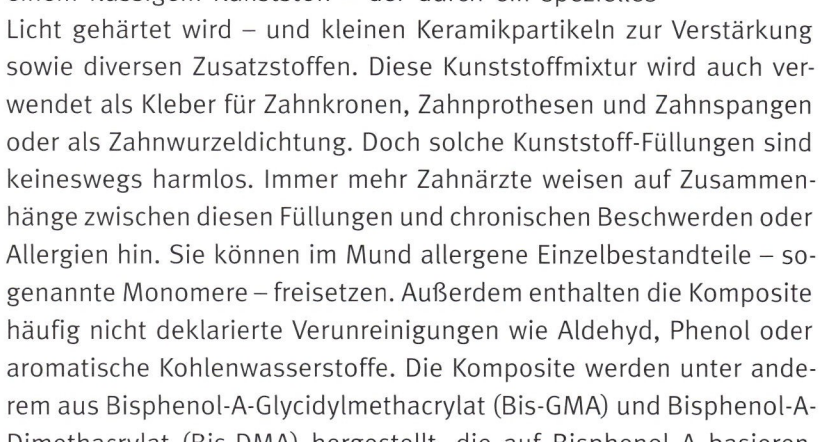

Als Alternativen stehen für die Standardbehandlung bei Karies Kunststoff-Füllungen zur Verfügung, denn sie sind relativ preisgünstig. Hier spielen die sogenannten Komposite die wichtigste Rolle. Das sind Gemische aus einem flüssigem Kunststoff – der durch ein spezielles Licht gehärtet wird – und kleinen Keramikpartikeln zur Verstärkung sowie diversen Zusatzstoffen. Diese Kunststoffmixtur wird auch ver-wendet als Kleber für Zahnkronen, Zahnprothesen und Zahnspangen oder als Zahnwurzeldichtung. Doch solche Kunststoff-Füllungen sind keineswegs harmlos. Immer mehr Zahnärzte weisen auf Zusammen-hänge zwischen diesen Füllungen und chronischen Beschwerden oder Allergien hin. Sie können im Mund allergene Einzelbestandteile – so-genannte Monomere – freisetzen. Außerdem enthalten die Komposite häufig nicht deklarierte Verunreinigungen wie Aldehyd, Phenol oder aromatische Kohlenwasserstoffe. Die Komposite werden unter ande-rem aus Bisphenol-A-Glycidylmethacrylat (Bis-GMA) und Bisphenol-A-Dimethacrylat (Bis-DMA) hergestellt, die auf Bisphenol A basieren. Bisphenol A kommt zwar nicht direkt zur Anwendung, kann aber bei oder nach einer zahnmedizinischen Behandlung freigesetzt werden. (*American Chemistry Council 2009*)

Der hochwertigste und verträglichste Zahnwerkstoff ist Keramik, aber leider werden Keramikfüllungen in der Regel auch mit belasten-dem Kunststoffkleber eingesetzt.

Sicherlich spielen für viele auch die Kosten eine große Rolle. Komposit-Füllungen sind relativ preisgünstig, während ein Keramik-Inlay pro Zahn mehrere Hundert Euro kosten kann.

Lichthärtende Komposite sind jedoch nicht *immer* schädlich; das liegt nicht an ihrer Zusammensetzung, sondern am Grad der Aushärtung (Polymerisation). Offenbar setzt der Kunststoff weniger chemische Stoffe frei, wenn er ausreichend lange mit dem blauen Licht der Polymerisationslampe ausgehärtet wird. (Neiss 2012) Die übliche Härtungszeit von 20 Sekunden ist viel zu kurz. Auch nachträglich können Komposit-Füllungen durch häufiges Nachhärten von allen Seiten – eventuell in mehreren Sitzungen – verträglich gemacht werden. Hierzu sind je nach Polymerisationsgerät und Füllung Härtungszeiten von 60 bis 240 Sekunden (in mehreren Intervallen zu je 20 bis 40 Sekunden aus einer Richtung) erforderlich.

Da wir alle bereits mit Chemikalien aus der Umwelt belastet sind, ist unser Immunsystem überreaktiv und toleriert oft keine weiteren Reize mehr. Deshalb sollte die Auswahl der optimalen Zahnwerkstoffe ausgetestet werden, bevor eventuell Allergien auslösende Materialien dauerhaft in den Körper eingebracht werden.

3. Wie kleine Teilchen zur großen Gefahr werden: Mikroplastik

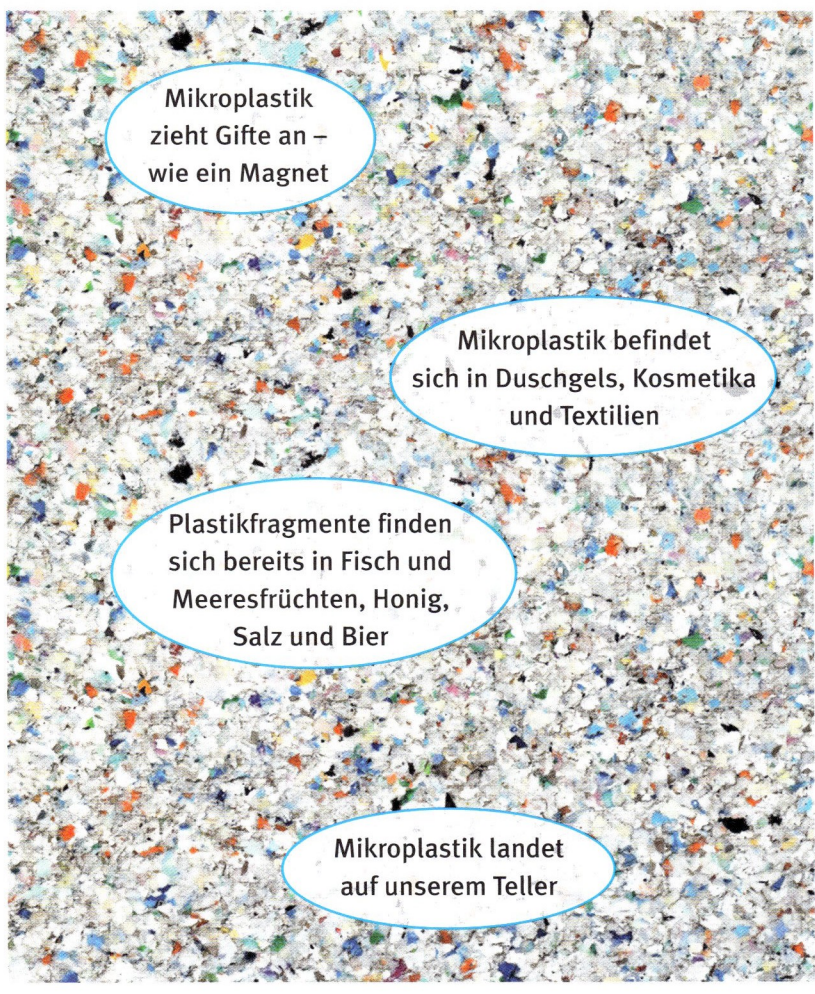

Mikroplastik zieht Gifte an – wie ein Magnet

Mikroplastik befindet sich in Duschgels, Kosmetika und Textilien

Plastikfragmente finden sich bereits in Fisch und Meeresfrüchten, Honig, Salz und Bier

Mikroplastik landet auf unserem Teller

Mikroplastik bindet Gifte

Es gibt noch eine weitere Bedrohung durch Plastik, die nicht jedem sofort ersichtlich ist – und das ist *Mikroplastik*. Mikroplastik, das sind winzige Plastikteilchen – Pellets, Fragmente oder Fasern – mit einem Durchmesser von weniger als 5 Millimetern. Weltweit wird eine Zunahme dieses Mikroplastiks in den Meereswirbeln, den Sedimenten und an den Stränden beobachtet. Dabei werden zwei Arten unterschieden: Mikroplastik, das bewusst bereits in kleinster Größe zu Gebrauchszwecken produziert wird (zum Beispiel in der Kosmetik), und Mikroplastik, das durch Zerfall von Kunststoffprodukten entsteht (Plastikmüll). Beide Formen verursachen Probleme:

- **Primäres Mikroplastik:** Es wird bereits in kleinen Größen in Form von Pellets oder Mikrokügelchen oder Mikrofasern zu Gebrauchszwecken produziert. Beispiele: Solche kleinsten Teilchen kommen vor in Kosmetika, in Duschgels, Peelings und Zahncremes oder in Scheuer- und Schleifmitteln. Mikroplastikfasern finden sich in Kleidung mit Polyesteranteilen (zum Beispiel Fleece). Über das Abwasser gelangen diese Mikroplastikteilchen in die Klärwerke, wo sie nur bedingt herausgefiltert werden. Ein Teil wird im Klärschlamm zurückgehalten und landet auf unseren Feldern, der Rest gelangt in die Flüsse und Meere.

- **Sekundäres Mikroplastik:** Dieses entsteht durch mechanische Einflüsse unter Einwirkung von Sonne, Gezeiten, Wind und Wellen, sodass größere Kunststoffe in winzig kleine Partikel zerfallen (teilweise erst nach mehr als hundert Jahren). Bei der Zersetzung können die Kunststoffe toxische und hormonell wirksame Chemikalien freisetzen, die zuvor im Plastik gebunden waren.

Das große Problem bei den kleinen Plastikteilchen ist, dass sie hochgradig Schadstoffe beinhalten. Die Schadstoffe stammen entweder direkt von den Mikroplastikpartikeln (chemische Zusatzstoffe wie Weichmacher oder Flammschutzmittel) oder sie werden aus dem Meerwasser aufgenommen. Ein Forschungsprojekt der *Hochschule für Angewandte Wissenschaften Hamburg* (HAW) untersuchte Mikroplastik im Sediment von Nord- und Ostsee, von Elbe, Weser und Trave. Die Ergebnisse waren alarmierend: Weit stärker als gedacht lagern sich Giftstoffe an Mikroplastik an; es ist drei- bis viermal so hoch belastet wie das umgebende Sediment. (Witt 2016)

Die kleinen Plastikteilchen wirken aufgrund ihrer Oberflächeneigenschaften nämlich wie Magnete auf umgebende Giftstoffe. So können sich auch längst verbotene Gifte wie zum Beispiel DDT oder polychloriertes Biphenyl (PCB) und polycyclische aromatische Kohlenwasserstoffe (PAK) aus dem Wasser in hoher Konzentration an die winzigen Plastikfragmente binden. Die Schadstoffkonzentration am Mikroplastik ist oft hundertmal höher als im Meerwasser. Die genannten Chemikalien sind teilweise krebserregend und erbgutschädigend. Wie kleine Giftmülltransporter treiben die Mikroplastikteilchen durch die Meere, bis sie von Kleinstlebewesen wie Zooplankton, Muscheln, Krebsen, Würmern oder Fischen als potenzielles Nahrungsmittel aufgenommen werden.

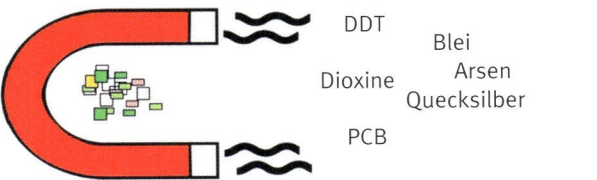

© Heike Schröder

Sobald es um *Mikroplastik* geht, haben wir nicht nur ein Umweltproblem, sondern die Gefährdung betrifft uns Menschen auch direkt. Die Eigenschaften von Mikroplastik, nämlich dass es beim Zerfall giftige Zusatzstoffe freigibt und hochgradig Umweltgifte anzieht, machen es auch für uns gefährlich. Denn über die Nahrungskette gelangen die mit Schadstoffen belasteten Miniteilchen auf unseren Teller. Welche Folgen das hat, ist heute noch nicht in vollem Umfang absehbar.

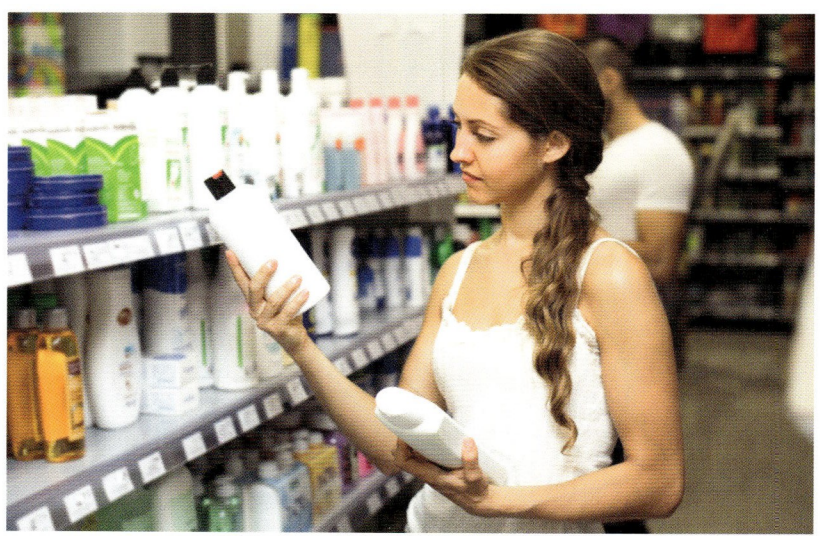

Mikroplastik in Kosmetikprodukten

Die wenigsten wissen, dass auch die tägliche Körperpflege dazu beiträgt, dass immer mehr Mikroplastik in die Umwelt gelangt. Vermutlich haben Sie sich schon jahrelang mit Plastikbestandteilen eingecremt, geduscht oder geschminkt, ohne es zu wissen. Jeden Tag benutzen Millionen von Menschen in Deutschland Kosmetika, Duschgels und Cremes mit Millionen von Mikroplastikpartikeln, die bei vielen Produkten nicht sichtbar sind. (Sichtbar sind sie etwa in Peelings, vgl. Foto.)

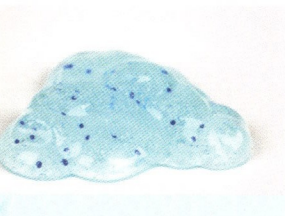

Mikroplastik
im Peeling

Die deutsche Kosmetikindustrie setzt jährlich mehrere Hundert Tonnen Mikroplastik ein. Als winzige Kügelchen aus Polyethylen in Duschgels, Peelings und Reinigungscremes sollen sie Hautschüppchen entfernen und den Reinigungseffekt verbessern. Mikroplastik verbessert die Konsistenz von Cremes und Lippenstiften und dient in weiteren Produkten als Bindemittel. Dabei sind diese Mikroplastikteilchen eigentlich verzichtbar, vor allem im

Kosmetikbereich, denn sie könnten leicht durch natürliche Stoffe wie Salze, geschrotete Kerne oder Cellulose ersetzt werden. Dennoch setzt die Kosmetikindustrie weiterhin auf Mikroplastik, weil es preiswert und vielseitig einsetzbar ist.

Einige Länder wie die USA und Kanada haben die Verwendung von Mikroplastik in Kosmetik mittlerweile verboten. In den USA darf ab Mitte 2017 in Pflegeprodukten kein Mikroplastik mehr verwendet werden, in Kanada sind Produktion und Import von Kosmetika mit Mikroplastik ab Anfang 2018 verboten. In Deutschland besteht kein Verbot – dabei wäre es längst überfällig. Das Umweltbundesamt weist zwar auf die Gefahren durch Mikroplastik in Kosmetika hin; dennoch setzt man seit 2014 auf freiwillige Zugeständnisse der Industrie und ringt sich nicht zu einem Verbot auf nationaler oder europäischer Ebene durch.

Viele Hersteller haben angekündigt, Plastikpartikel aus ihren Produkten zu verbannen, aber leider sind diese Versprechen nur vage formuliert. Erfolg gibt es bislang nur bei Zahnpasta – hier wurde Mikroplastik tatsächlich verbannt und durch Naturstoffe wie Mineralien ersetzt. Ansonsten ist aus den Versprechungen nicht viel geworden. Eine Studie der Verbraucherplattform *Codecheck* in Kooperation mit dem *Bund für Umwelt und Naturschutz Deutschland* (BUND) untersuchte rund 103 000 Kosmetikprodukte und verglich dabei die Jahre 2014 und 2016. Das Ergebnis: Nach wie vor enthalten jedes dritte Gesichtspeeling und jedes zehnte Körperpeeling Mikroplastik in Form von Polyethylen. (Codecheck 2016)

Manche Unternehmen verzichten tatsächlich auf Polyethylen – doch als Ersatzstoffe dienen andere Plastikpartikel mit anderen Namen wie *Acrylates Copolymer* oder *Nylon-12*. Bis vielleicht irgendwann einmal doch noch ein umfassendes Verbot von Mikroplastik in Kosmetika in Kraft tritt, können wir uns nur bemühen, im persönlichen Alltag Plastik so konsequent wie möglich zu reduzieren und zu vermeiden. Für uns als Verbraucher ist es allerdings gar nicht so einfach, Mikroplastik in Kosmetikprodukten zu erkennen, denn es hat viele Namen. Der BUND hat in seinem Einkaufsratgeber *Mikroplastik – die unsichtbare Gefahr*

(BUND 2017) die aufgelisteten Begriffe identifiziert, hinter denen sich Plastik verbirgt:

Vorsicht, Mikroplastik!

Acrylate Crosspolymer (ACS)	Polyethylenterephthalat (PET)
Acrylates Copolymer (AC)	Polymethylmethacrylate (PMMA)
Nylon-6 Nylon-12	Polypropylen (PP) Polyquaternium (PQ)
Polyacrylate (PA)	Polystyrene (PS)
Polyethylen (PE)	Polyurethan (PUR)

Tipps: *Vermeiden Sie Kosmetikprodukte mit den in der Tabelle genannten Inhaltsstoffen oder verwenden Sie Naturkosmetik oder Produkte mit dem Label „Zero Plastic Inside".*

Mikroplastik in Textilien

In sehr vielen Textilien kommen heute Kunstfasern zum Einsatz, etwa Polyester, Nylon (Polyamid), Polyacryl oder Elasthan. Im Jahr 2015 lag der Marktanteil synthetischer Kunstfasern an der weltweiten Faserproduktion bei 66,8 Millionen Tonnen; das sind 74 Prozent der Gesamtproduktion; Baumwolle folgte mit 25 Prozent. (https://www.ivc-ev.de)

Polyester ist das am meisten verwendete synthetische Material, es wird häufig für Shirts und andere Oberteile genutzt. Stoff aus Polyester trocknet schnell und verknittert kaum. Das Innenfutter von Winterjacken besteht häufig aus einer Polyestermischung – die Kunstfasern halten die Körperwärme. Jacken aus Polyester sind witterungsbeständig, vor allem gut schützend gegen Regen und Wind. Sportmode nutzt ebenfalls die synthetischen Fasern, weil ein schneller Trocknungseffekt gewünscht wird.

Weltproduktion nach Faserarten

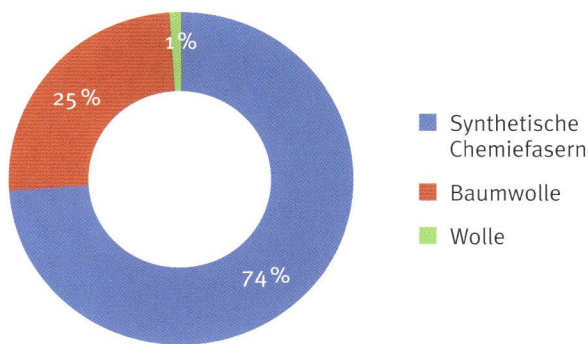

- Synthetische Chemiefasern
- Baumwolle
- Wolle

Der Anteil der synthetischen Fasern an der Gesamtproduktion von Fasern weltweit (© Heike Schröder)

So praktisch der Einsatz von Kunststoffen auch erscheint: Synthetische Textilien erzeugen beim Waschen ein großes Problem – aus winzigen Teilchen. Aus synthetischen Textilien (wie Fleece-Textilien, High-Tech-Laufshirts, Funktionskleidung) lösen sich nämlich beim Waschen Mikroplastikfasern und diese gelangen ins Abwasser. Mit jeder Wäsche werden Hunderttausende kleinster Mikroplastikfasern freigesetzt. Die bei uns so beliebte Fleece-Kleidung, die oft aus Recyclingstoffen wie PET-Flaschen hergestellt wird, entpuppt sich dabei als wahre „Mikroplastik-Schleuder". Die synthetischen Fasern sind viel zu klein, als dass sie von Waschmaschinenfiltern abgefangen werden könnten. Sie gelangen ungefiltert ins Abwasser und in die Meere, denn auch die Kläranlagen sind mit Mikroplastik im Abwasser überfordert. Mit dem Klärschlamm landen Mikroplastikfasern außerdem auf Feldern und finden sich so in den landwirtschaftlich genutzten Böden wieder.

Während das Problem mit dem Plastikmüll in der Umwelt uns vielleicht abstrakt erscheint, ist das Problem mit den Mikroplastikfasern aus unserer Kleidung, die bei jeder Wäsche die Umwelt belasten, sehr konkret. Das betrifft übrigens auch Bettwäsche, Handtücher und Mikrofaser-Putztücher.

Mittlerweile erkennt man kaum noch, welche Materialien verarbeitet sind. Synthetische Fasern sehen fast genauso aus wie Baumwolle oder Wolle. Wenn wir Mikroplastik in Kleidung vermeiden wollen, hilft nur ein Blick auf das Etikett. Nur dieses zeigt synthetische Chemiefasern wie Polyester, Polyethylen und Elasthan an.

EN: FABRIC A: 86% POLYESTER 14%
ELASTANE
DE: OBERSTOFF A: 86% POLYESTER
14% ELASTHAN
IT: TESSUTO A: 86% POLIESTERE
14% ELASTAN
FR: TISSU A: 86% POLYESTER 14%
ÉLASTHANNE
ES: TESSUTO A: 86% POLIÉSTER
14% ELASTANO
NL: MATERIAAL A: 86% POLYESTER
14% ELASTAAN
HF:

Das Etikett entlarvt Kunstfasern in der Kleidung wie Polyester und Elasthan

Paradox: Große Sportfirmen und Jeanshersteller produzieren Kleidungsstücke aus Meeresmüll. Sehr werbewirksam – weil umweltbewusst. Aber genau diese Kleidung verliert beim Waschen synthetische Mikrofasern, die über das Abwasser wieder ins Meer gelangen. Dennoch ist das zunächst einmal ein grundsätzlich positiver Ansatz, aber es ist noch nicht die endgültige Lösung. Die Lösung für das Problem ist vielschichtig. Kunstfasern sind biologisch nicht abbaubar. Um eine signifikante Reduktion synthetischer Mikrofasern zu erreichen, müssen Waschmaschinen mittelfristig mit einem Spezialfilter ausgestattet werden, der die kleinen Partikel abfangen kann. Auch Kläranlagen müssen mit adäquaten Filtern ausgestattet werden. Bis das umgesetzt wird, sollte vorerst ein Verbringungsverbot für Klärschlamm auf Agrarflächen erlassen werden.

Eine interessante Zwischenlösung ist der „Guppy-Friend-Waschbeutel", der das Mikroplastik in der Waschmaschine zurückhält. Synthetische Textilien werden in diesem Beutel gewaschen; nach der Wäsche kann man die aufgehaltenen Fasern aus dem Beutel entfernen und über den Restmüll entsorgen. Bis Waschmaschinen mit entsprechenden Mikrofiltern ausgestattet sind, sollte jeder Haushalt einen solchen Beutel benutzen. Diese Idee wurde auf Europas größter Outdoor-Messe mit einem Preis ausgezeichnet. (Solche Waschbeutel sind über die Internetseite www.guppyfriend.com beziehbar.)

Tipps: *Vermeiden Sie Textilien aus Kunstfasern, achten Sie auf Natur-fasern wie Baumwolle oder Wolle. Waschen Sie Kleidung nur dann, wenn es wirklich nötig ist, in einer vollen Waschmaschine und mit kurzen Waschzeiten. Kaufen Sie weniger, aber hochwertigere Klei-dung, die länger hält.*

Mikroplastik in Fisch und Meeresfrüchten

Mikroplastik ist in allen Bereichen der Umwelt nachweisbar. 2013 be-stand der Sandstrand mancher Meeresbuchten zu 3 Prozent aus Mikro-plastik. Um Großbritannien wurden zwischen 12 000 und 150 000 Mikro-plastikteilchen pro Quadratkilometer gefunden, am Mittelmeer waren es bis zu 300 000 Mikroplastikpartikel. 2015 wurde der Rhein als Mee-reszufluss untersucht. Die gemessenen Konzentrationen an der Fluss-oberfläche lagen bei durchschnittlich 900 000 Mikroplastikpartikeln pro Quadratkilometer. Damit gehört der Rhein weltweit zu den am stärksten belasteten Flüssen. (Mani 2015)

Die Aufnahme von Mikroplastik durch Meeresorganismen ist weiter verbreitet, als bislang vermutet. Und es gelangt in die Nahrungskette: In allen untersuchten Muscheln, Austern oder in Kotproben von See-hunden, Kegelrobben und Seemöwen auf der Nordseeinsel Juist wurde Mikroplastik gefunden. (Krieger 2013) In einem Greenpeace-Report wurden Feldstudien zusammengefasst, die angeben, wo und in welchen Meeresorganismen bereits Mikroplastik entdeckt wurde (Miller 2016):

- Pazifische Austern von der französischen Atlantikküste, Mies-muscheln von der deutschen Nordseeküste, von der chinesischen Küste und aus dem Santos-Mündungsgebiet in Brasilien enthiel-ten Mikroplastik.
- Kaisergranate von der schottischen Küste und Garnelen aus der Nord-see und dem Ärmelkanal enthielten Plastikfasern in ihrem Verdau-ungstrakt, in einigen Fällen auch Plastikgranulat oder Folienreste.

- Aus Nord- und Ostsee wurden 290 Fische untersucht – darunter Flunder, Makrele und Kabeljau – davon waren 5,5 Prozent mit Mikroplastik belastet.
- Im Nordatlantik wurden 761 Fische untersucht – 11 Prozent hatten Plastikpartikel im Verdauungstrakt.
- Im Mittelmeer fand man Mikroplastik bei 18,2 Prozent von 121 untersuchten Fischen (wie Schwert- und Thunfisch).
- An der portugiesischen Küste wurde Mikroplastik bei 19,8 Prozent von 263 untersuchten Fischen gefunden (u. a. in Makrele und Seehecht).
- Im Ärmelkanal enthielten 36,5 Prozent der 502 untersuchten Fische (u. a. Wittling und Petersfisch) kleine Plastikpartikel.
- 25 Prozent von 140 Fischen (u. a. Sardelle, Makrele und Lachs), die auf Märkten in Makassar, Indonesien und Kalifornien zum menschlichen Verzehr verkauft wurden, enthielten Plastikfragmente.

In einer weiteren Studie untersuchten Wissenschaftler *des Alfred-Wegener-Instituts – Helmholtz-Zentrum für Polar- und Meeresforschung (AWI)*, ob auch Pflanzenfresser wie die Strandschnecke *Littorina littorea* Mikroplastik aufnehmen. Die Ergebnisse waren eindeutig: Mikroplastikpartikel setzten sich auf der Algenoberfläche fest und wurden von den Schnecken mitgefressen. (Gutow 2015) Damit müssen neben Fischen und Meeresfrüchten auch marine Pflanzenfresser in die Gruppe der durch Mikroplastik belasteten Tierarten aufgenommen werden.

Wie Mikroplastik auf unserem Teller landet

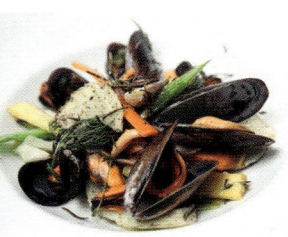

Plastik in Fisch und Meeresfrüchten: Wie wir gesehen haben, ist Mikroplastik in Meeresorganismen weit verbreitet. So ist es unvermeidbar, dass die Kunststoffpartikel irgendwann mit „Frutti di Mare" auf unserem Teller landen und wir insbesondere durch Verzehr von belasteten Muscheln und Austern (bei denen das gesamte weiche Fleisch gegessen wird, inklusive Verdauungstrakt)

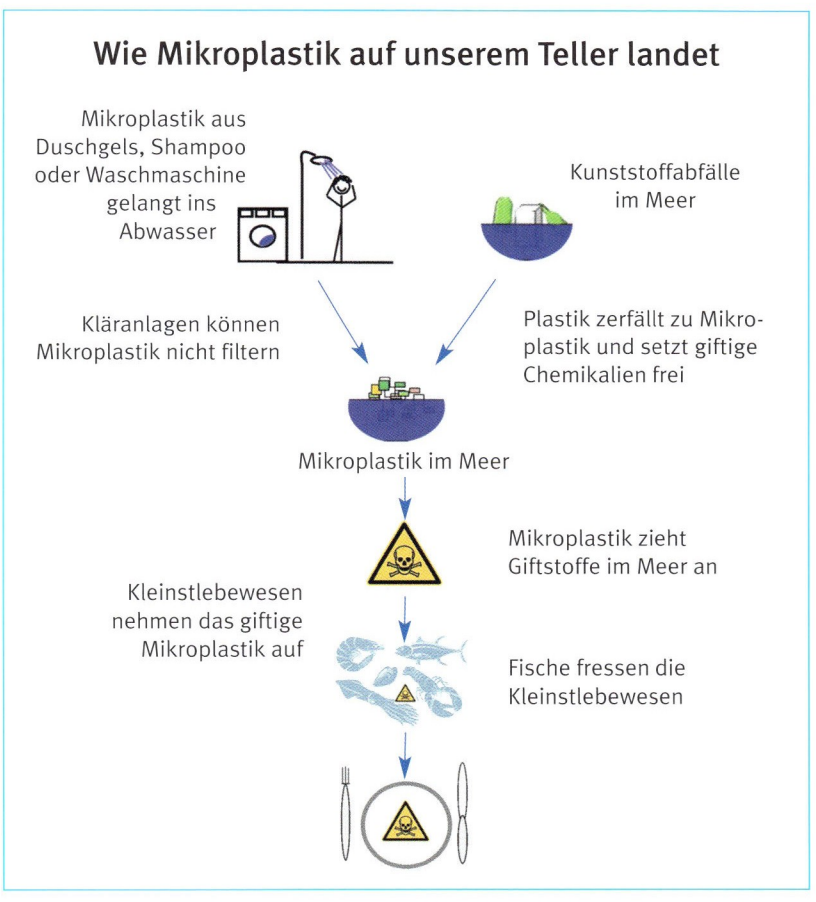

Wie Mikroplastik auf unserem Teller landet

Mikroplastik aus Duschgels, Shampoo oder Waschmaschine gelangt ins Abwasser

Kunststoffabfälle im Meer

Kläranlagen können Mikroplastik nicht filtern

Plastik zerfällt zu Mikroplastik und setzt giftige Chemikalien frei

Mikroplastik im Meer

Mikroplastik zieht Giftstoffe im Meer an

Kleinstlebewesen nehmen das giftige Mikroplastik auf

Fische fressen die Kleinstlebewesen

eine gewisse Menge an Mikroplastikpartikeln aufnehmen. Bei Fischen finden sich die synthetischen Partikel hauptsächlich im Verdauungstrakt, der normalerweise nicht verzehrt wird. Denkbar ist jedoch, dass im Mikroplastik gebundene Giftstoffe sich im Gewebe der Fische einlagern, das wir dann verzehren.

Plastik in Honig: Professor Gerhard Liebezeit analysierte 19 Honigproben und konnte in allen untersuchten Honigen synthetische Fasern und Fragmente nachweisen; in vier Proben fand er Mikroplastik, wie

47

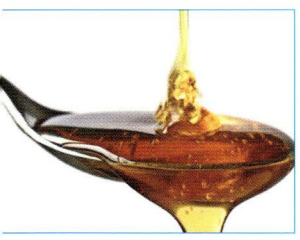

es in der Kosmetik verwendet wird. (Liebezeit 2013, S. 2136–2140) Er geht davon aus, dass Mikroplastik überall in der Atmosphäre zu finden ist. Beim Waschen synthetischer Kleidung beispielsweise wird eine große Menge Fasern freigesetzt und beim Trocknen wird sie in der Luft verteilt. Da die Mikroplastikfasern nicht abgebaut werden, können sie über die Luft auf Blüten, Früchte und Getreide gelangen, von den Bienen aufgenommen und in den Honig eingebracht werden. Sogar in Regenwasser ist Mikroplastik entdeckt worden, das auf diesem Weg auch auf Blüten gelangen kann.

Plastik in Salz: Eine Studie aus China weist nach, dass Meersalz signifikant stärker mit Mikroplastik belastet ist als Steinsalz. (Yang

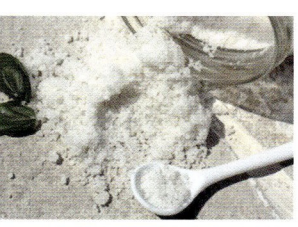

2015, S. 13622–13627) Die Forscher der *East China Normal University* in Shanghai untersuchten 15 verschiedene Salzsorten aus Supermärkten in ganz China. In allen Salzsorten konnten synthetische Partikel nachgewiesen werden. Am stärksten belastet war Meersalz mit 550 bis 681 Mikroplastikpartikeln pro Kilogramm. Im Solesalz konnten 43 bis 364 Teilchen pro Kilogramm nachgewiesen werden. Am reinsten scheint Salz aus Bergwerken zu sein, eine der Proben von Steinsalz enthielt nur 7 Partikel. Der größte Teil der Verunreinigungen war auf den Kunststoff Polyethylenterephthalat (PET) zurückzuführen – das Material, aus dem Textilfasern, Plastikflaschen und Folien hergestellt werden.

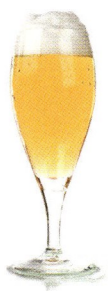

Plastik in Bier und Mineralwasser: Für eine Recherche des NDR untersuchte Professor Gerhard Liebezeit im Juni 2014 beliebte Mineralwässer und bekannte Flaschenbiere auf synthetische Partikel. (Liebezeit 2014, S. 1574–1578) Das Ergebnis: Keine der Proben war völlig frei von Mikroplastik! Bei Mineralwasser fand man bis zu 7,3 Plastikfasen, bei Bier bis zu 78,8 pro Liter. Als „Quelle" wurden Textilien aus Fleece vermutet, von denen nach dem Waschen Fasern über das Abwasser in die Umwelt gelangen. Die Hersteller weisen diese Vorwürfe mit Hinweis auf eigene Untersuchungen zurück.

4. Wenn Plastik krank macht

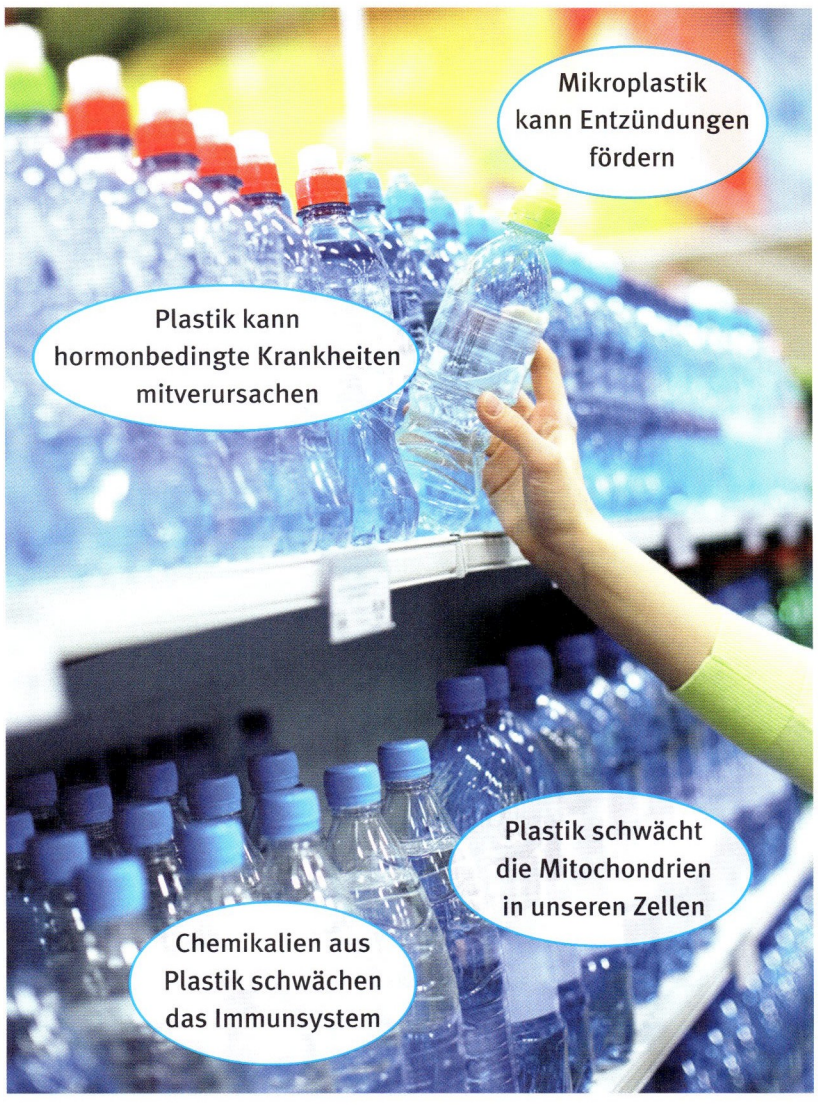

Mikroplastik kann Entzündungen fördern

Plastik kann hormonbedingte Krankheiten mitverursachen

Plastik schwächt die Mitochondrien in unseren Zellen

Chemikalien aus Plastik schwächen das Immunsystem

Fördert Mikroplastik entzündungsbedingte Krankheiten?

Mikroplastik führt bei Muscheln zu Entzündungen

Kunststoffe wirken wie Fremdkörper im Organismus. In einem Laborexperiment unter Leitung der von Professorin Angela Köhler vom Alfred-Wegener-Institut in Bremerhaven wurden Miesmuscheln untersucht, die man mit hohen Dosen Mikroplastik fütterte. Die Forscher konnten nachweisen, dass die Muscheln die winzigen Mikroplastikpartikel aufnehmen und resorbieren. Die Miesmuscheln reagierten mit heftigsten Entzündungsreaktionen und Gewebeveränderungen, weil sie versuchen, das Mikroplastik einzukapseln. (Köhler 2012) Ähnliches wurde bei Wattwürmern beobachtet, die PVC-Partikeln ausgesetzt waren. Köhler forderte nach diesem Experiment das sofortige Verbot von Mikroplastik in Kosmetika.

Chronische Entzündungskrankheiten nehmen zu

Eine Entzündung ist ganz allgemein die Folge einer Abwehrreaktion des Immunsystems auf einen Reiz, die Krankheitserreger oder Fremdstoffe aus dem Organismus beseitigen soll. Eine akute Entzündung richtet sich gegen Krankheitserreger wie Viren, Bakterien oder Keime oder gegen Verletzungen und ist durchaus sinnvoll. Problematisch wird es, wenn diese Abwehrreaktion zu einem Dauerzustand wird – also chronisch. Das einmal entfachte „Entzündungsfeuer" kann durch ständige Reize (wie Umweltgifte) immer wieder neu zum Aufflackern gebracht werden, ohne dass sich die klassischen Symptome wie Schwellungen, Rötungen, Schmerzen oder Fieber zeigen. Dieser dauerhafte entzündungsbedingte „Schwelbrand" ist Gift für den Körper und schädigt letztlich auch gesundes Gewebe – dies kann zu schweren

Folgeerkrankungen führen. Fast alle sogenannten Zivilisationskrankheiten haben eine starke Entzündungskomponente.

Alleine in Deutschland leiden Millionen Menschen an Allergien, Asthma, Rheuma, Arthritis, Diabetes, Alzheimer, Autoimmunerkrankungen, Herz-Kreislauf-Erkrankungen, Schilddrüsenerkrankungen, Magen-Darm-Krankheiten, Parodontitis oder chronischen Infektionen. Bei all diesen Erkrankungen lassen sich im Blut vermehrt Entzündungsmarker nachweisen.

Auffallend ist, dass chronische Entzündungskrankheiten immer mehr zunehmen, vor allem in industrialisierten Gesellschaften – und vor allem auch bei jüngeren Menschen. Insbesondere in den letzten

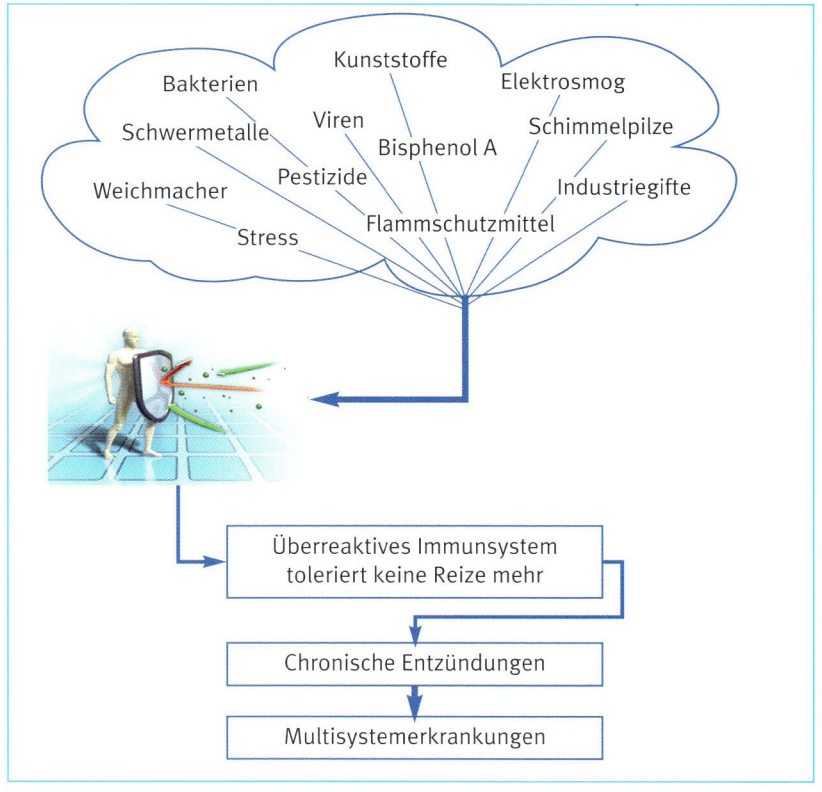

50 Jahren ist der Anstieg signifikant – folglich muss sich in dieser Zeitspanne an unseren *Umweltbedingungen* etwas verändert haben, sodass das Immunsystem auch neutrale Reize nicht mehr toleriert. Die *Genetik* kann nämlich einen so rasanten Anstieg entzündlicher Erkrankungen in der Bevölkerung nicht erklären. Einige Faktoren, die sich verändert haben:

- Vermehrter Einsatz von Chemikalien wie: Pestizide, Weichmacher, Flammschutzmittel, Lösungsmittel in unserer Wohnumgebung
- Exzessiver Einsatz von Kunststoffen in unserem Alltag, mit bedenklichen Chemikalien, die wir über die Haut, die Luft oder die Nahrung aufnehmen
- Vermehrter Einsatz von chemischen Zusatzstoffen in unserer Nahrung (E-Nummern)
- Mangel an Vitalstoffen durch verändertes Ernährungsverhalten: mehr Fastfood, Fertiggerichte und Konserven
- Medikamente und Ersatzmaterialien, die in den Körper eingebracht werden (Metalle, Chemikalien aus Prothesen, Zahnfüllungen und Ähnlichem)
- Exponentiell steigende Belastung durch künstliche Strahlung – insbesondere durch gepulsten Mobilfunk (Handy, WLAN, Bluetooth, Wifi, DECT-Schnurlostelefone etc.)
- Zunehmender Stress und körperliche Überbelastung durch den modernen Lebensstil

In unserer modernen Gesellschaft müssen wir uns immer mehr mit Fremdstoffen und komplexen Umwelteinflüssen auseinandersetzen. Diese stellen meist multikausal Entzündungsauslöser dar und sind dafür verantwortlich, dass die Toleranzschwelle unseres Immunsystems immer häufiger überschritten wird und es zu einer Überreaktion kommt. Das bedeutet, dass der Körper auch auf harmlose Reize mit einer Entzündung, also mit der Aktivierung des Immunsystems antwortet. Oder anders ausgedrückt: Das Fass ist übervoll, sodass jeder zusätzliche Tropfen (zum Beispiel Chemikalien aus Plastik) es zum Überlaufen bringen kann.

Bitte informieren Sie mich regelmäßig

☐ per Post

☐ Monatsangebot per E-Mail

☐ E-Mail-Newsletter abonnieren:

Sie erhalten von uns eine Bestätigungs-E-Mail.
Erst nach der Bestätigung dieser E-Mail erhalten
Sie Monatsangebot und/oder Newsletter zugeschickt.

_____

(meine E-Mail-Adresse)

Bitte senden Sie mir

☐ **VAK-Gesamtprogramm**
Bücher rund um Gesundheit, Pädagogik,
NLP, Neues Denken, Kinesiologie

☐ **X-Sachen-Katalog**
Lernen, Gesundheit, Nahrungsergänzung,
pädagogisches Spielzeug, Kinesiologie

☐ **IAK-Kursprogramm**
Seminarangebot Kinesiologie, Lernen,
Gehirntraining und Veranstaltungen mit
VAK-Autoren

Mein Kommentar:

Diese Karte entnahm ich dem Buch:

Besuchen Sie uns auf unserer Website: www.vakverlag.de

Absender:

Name

Straße Nr.

PLZ Ort

Land

Telefon

Telefax

E-Mail

Bitte
ausreichend
frankieren

Deutsche Post

ANTWORT

VAK Verlags GmbH
Eschbachstraße 5
79199 Kirchzarten
Deutschland

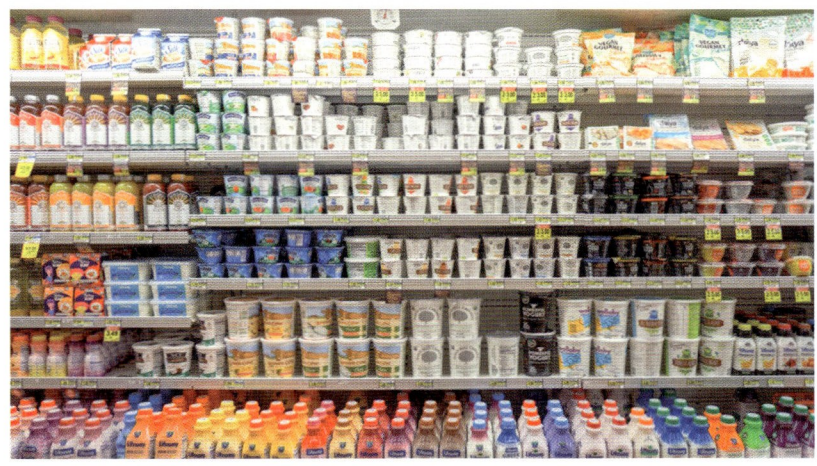

Fördern Chemikalien aus Plastik hormonell bedingte Krankheiten?

Hormone regulieren die biochemischen Prozesse im Körper; es gibt keine einzige Körperfunktion, die ohne Beteiligung von Hormonen abläuft. Deshalb ist ein ausgeglichener Hormonhaushalt für die körperliche und seelische Gesundheit überaus wichtig. Sonst läuft vieles nicht mehr, wie es soll.

Umwelthormone – auch als endokrine Disruptoren bezeichnet – sind Chemikalien, die den natürlichen Hormonen in ihrer Struktur ähneln. Dadurch kann es bei der Signalübertragung im Körper zu Verwechslungen kommen. Umwelthormone können in das menschliche Hormonsystem eingreifen, indem sie sich an die Andockstellen (Rezeptoren) der natürlichen Sexualhormone binden und diese aktivieren oder hemmen. So können sie zum Beispiel die Wirkung von Östrogen im Körper verstärken und eine „Östrogendominanz" hervorrufen oder die Wirkung von natürlichen Hormonen blockieren. Bisphenol A und einige Weichmacher gehören zu den hormonellen Schadstoffen, die bereits in winzigen Mengen in unseren Hormonhaushalt eingreifen können. So werden unter anderem die Nebennieren (in denen die Produktion von Stresshormonen erfolgt) und die Schilddrüse von Umwelthormonen beeinflusst.

Die Weltgesundheitsorganisation (WHO) hat im Frühjahr 2013 hormonell wirksame Chemikalien als „globale Bedrohung" definiert. (Bergman 2013) Das Vorkommen hormonell wirkender Chemikalien in der Umwelt ist besorgniserregend, denn:

- Man kann bereits schädliche Auswirkungen auf bestimmte Tierarten feststellen (wie verminderte Fortpflanzung, Verweiblichung und Zwitterbildung bei Fischen oder Wachstums- und Entwicklungsstörungen).
- Bestimmte Krebserkrankungen und Störungen des menschlichen Fortpflanzungssystems haben zugenommen; das kann mit Störungen des Hormonsystems erklärt werden.
- Laborversuche an Versuchstieren konnten eine hormonelle Wirkung bestimmter Chemikalien nachweisen.

Wenn sich Schnecken in Plastikbehältern vermehrt reproduzieren

In einem Experiment mit Schnecken haben Forscher der Frankfurter Universität festgestellt, dass PET-Plastikflaschen hormonell wirkende Chemikalien abgeben. Bei dem Versuch setzten die Wissenschaftler Wasserschnecken einmal in Glasflaschen und einmal in PET-Flaschen und füllten die Flaschen mit dem gleichen Wasser. Nach acht Wochen wurden die Embryonen der Tiere gezählt. Es zeigte sich, dass sich die Schnecken in den PET-Flaschen auffallend häufiger reproduziert hatten; das spricht für eine hormonelle Belastung aus dem Umfeld.

Welche Substanzen aus den PET-Flaschen das nun genau waren, die den Hormonhaushalt der Schnecken durcheinanderbrachten, ist unklar. Aber die Tatsache, dass Chemikalien aus den Plastikflaschen eine östrogenartige Wirkung auf die Schnecken hatten, ist beängstigend. Sie könnten hier einwenden: Nun gut, es sind Schnecken und keine Menschen – dennoch stellt das Experiment klar, dass PET-Flaschen womöglich doch nicht so unbedenklich sind, wie es die Industrie versichert. Vor allem, wenn man berücksichtigt, dass hormonell bedingte Krankheiten immer mehr zunehmen.

Hormonell bedingte Erkrankungen nehmen zu

In den letzten Jahrzehnten nehmen Krankheiten zu, die durch Umwelthormone verursacht werden können – parallel zum massiven Einsatz von Kunststoffen im Haushalt und im Lebensmittelsektor. Viele Studien sehen einen Zusammenhang zwischen der steigenden Belastung durch Umwelthormone und Krankheiten wie den folgenden (WHO/UNEP 2013):

– Östrogenabhängige Tumore wie Brustkrebs, Eierstock- und Gebärmutterkrebs oder auch Prostata- und Hodenkrebs
– Endometriose, Unfruchtbarkeit und Fehlgeburten
– Verminderte Spermienqualität bei Männern
– Verfrühte Pubertät bei Mädchen (mit einer frühen Brustentwicklung)
– Fettleibigkeit und Diabetes Typ 2
– Autoimmunerkrankungen wie Hashimoto,Thyreoiditis (chronische Entzündung der Schilddrüse), Alzheimer, Parkinson
– Fehlsteuerung von Schilddrüsenhormonen
– Verhaltensauffälligkeiten bei Kindern wie ADS/ADHS Autismus und Lernprobleme
– Herz-/Kreislauferkrankungen, Asthma und Allergien

Prostatakrebs und Brustkrebs

Die Zunahme der mit Hormonen verbundenen Krebsformen wie Tumore in Brust, Eierstöcken, Gebärmutter oder auch Prostata kann nicht alleine mit genetischen Faktoren erklärt werden. Dies macht es plausibel, dass hormonell wirksame Chemikalien bei der Entstehung eine große Rolle spielen.

Der Plastikzusatzstoff Bisphenol A wird in einer Studie in der Online-Fachzeitschrift der *Public Library of Science (PLOS ONE)* mit der Entwicklung von Prostatakrebs assoziiert. (Tarapore 2014) Bisphenol A hat bereits in geringen Mengen eine hormonartige Wirkung; nach heutigem Kenntnisstand sind Östrogene an der Entwicklung von Prostatakrebs beteiligt. Deshalb wurde in der Studie der Universität Cincinnati die BPA-Konzentration im Urin von 27 Prostatakrebs-Patienten mit 33 anderen urologischen Patienten verglichen. Die Prostatakrebs-Patienten hatten deutlich höhere Konzentrationen von Bisphenol A im Urin als die Vergleichsgruppe.

In einer anderen Studie der Universität von Illinois wurden humane Stammzellen der Prostata in Mäuse implantiert. In den ersten zwei Lebenswochen wurde der Nahrung der Mäuse Bisphenol A zugesetzt. Im späteren Leben der Mäuse wurden bei fast der Hälfte der Stammzellen Krebs oder Vorstadien von Krebs ausgelöst. In der Vergleichsgruppe der Mäuse, deren Nahrung *kein* BPA zugesetzt wurde, zeigten nur 12 Prozent Krebs oder Vorstufen davon.

Dass Mädchen immer früher in die Pubertät kommen, wird ebenfalls mit Umwelthormonen wie Bisphenol A und Weichmachern erklärt. Auch Brustkrebs tritt immer häufiger auf. Östrogendominanz gilt heute als einer der hauptsächlichen Risikofaktoren für Brustkrebs; im Alltag sind wir immer mehr Chemikalien ausgesetzt, die eine östrogenartige Wirkung haben.

Schilddrüsenerkrankungen und Hashimoto-Thyreoiditis

Weltweit nehmen Schilddrüsenerkrankungen zu; auch dies kann nicht nur mit genetischen Faktoren erklärt werden. Wissenschaftler sehen einen Zusammenhang mit hormonell wirkenden Chemikalien und warnen vor Umwelthormonen, die in das menschliche Hormonsystem eingreifen und Stoffwechselstörungen verursachen.

Immer mehr Menschen – vor allem Frauen – erkranken an der Autoimmunerkrankung Hashimoto-Thyreoiditis, einer chronischen Entzündung der Schilddrüse. Sehr viele davon haben eine Östrogendominanz mit gleichzeitigem Progesteronmangel. Diese fatale Konstellation kann unter Umständen durch Umwelthormone (mit)verursacht sein.

Hashimoto betrifft überwiegend Frauen in Phasen hormoneller Veränderung mit sinkenden Progesteronspiegeln: in der Pubertät, nach einer Entbindung und in den Wechseljahren. Da Progesteron der Gegenspieler von Östrogen ist, besteht in diesen Phasen eine natürliche Östrogendominanz.

In Studien konnte festgestellt werden, dass Umwelthormone wie Weichmacher aus Kunststoffen, vor allem Phthalate und Bisphenol A, die Östrogendominanz verstärken können. (Schulte-Uebbing 2013) Mit anderen Worten: Hashimoto-Thyreoiditis scheint durch Östrogendominanz und Progesteronmangel gefördert zu werden. Östrogendominanz wird durch Umwelthormone verstärkt.

Unfruchtbarkeit und Fehlgeburten

Fruchtbarkeitsstörungen und reproduktionsmedizinische Auffälligkeiten haben sich in den vergangenen Jahrzehnten weltweit zu einem ernst zu nehmenden Problem entwickelt. Viele Ärzte sehen die Ursachen in Umwelteinflüssen.

Die Universität von Michigan veröffentlichte eine Studie, in der der Urin von 190 Männern mit Fruchtbarkeitsproblemen untersucht wurde. In fast 90 Prozent der Urinproben wurde die hormonaktive Chemikalie Bisphenol A nachgewiesen. (Meeker 2010) Je höher der BPA-Gehalt im Urin war, desto geringer war die Spermakonzentration und desto häufiger wurden im Sperma DNA-Schäden festgestellt.

In einer weiteren Studie wurden neugeborene Mäuse Bisphenol A ausgesetzt. Nach dem Erreichen der Geschlechtsreife hatten die männlichen Mäuse eine deutlich verringerte Spermienzahl. Im weiteren Verlauf wurden Spermastammzellen der BPA-Mäuse in gesunde Mäuse transplantiert. Auch bei diesen Mäusen stellte sich daraufhin eine verringerte Spermienproduktion ein. Dieses Ergebnis war schockierend, denn es zeigt, dass BPA-Belastung in frühen Jahren zu einer permanenten Störung der DNA-Vervielfältigung führt. (Hunt 2015)

Eine Belastung mit Bisphenol A in der frühen Schwangerschaft kann das Risiko einer Fehlgeburt erhöhen. In einer Studie des *Stanford University Medical Center* wurde Blut von 114 schwangeren Frauen untersucht. Die Frauen mit den höchsten BPA-Werten hatten zu 80 Prozent eher eine Fehlgeburt als die Frauen mit niedrigen Werten. (Lathi 2014)

Verweiblichung

In einer Studie mit Ratten wurde nachgewiesen, dass Bisphenol A selbst in niedrigen Dosen ungeborene Ratten im Mutterleib verweiblicht. (Auger 2013) Die Verweiblichung ist an den Zehen längen ablesbar, die hormonelle Einflüsse im Mutterleib verraten. Die schwangeren Weibchen erhielten in dem Versuch niedrige Dosen Bisphenol A oder Sojaöstrogen mit dem Ergebnis, dass ihr männlicher Nachwuchs ein sonst für *Weibchen* typisches Längenverhältnis von „Zeigezeh" zu „Ringzeh" zeigte. Die Auswertung der Zehenlängen ergab deutliche Unterschiede zwischen den Versuchsgruppen. Dieser Effekt der Verweiblichung war sogar generationenübergreifend.

Fettleibigkeit und Diabetes Typ 2

In den letzten Jahrzehnten haben Fettleibigkeit und Diabetes weltweit stark zugenommen. Bislang wurden als Ursachen in erster Linie falsche Ernährung und Bewegungsmangel sowie genetische Veranlagungen angenommen. Neuere Forschungsergebnisse zeigen aber, dass die Belastung mit hormonell wirkenden Chemikalien dabei eine wichtige Rolle spielen könnte.

In einer Studie des Universitätsdepartments für Kinderheilkunde und Umweltmedizin in New York testete man 2838 repräsentativ und nach dem Zufallsprinzip ausgewählte Kinder und Jugendliche auf Bisphenol A im Urin. Auffällig war, dass von denen, die einen hohen Bisphenol-A-Spiegel im Urin hatten, etwa doppelt so viele fettsüchtig waren. (Trasande 2012)

Im Auftrag der englischen Umweltorganisation *Chem Trust* fassten Wissenschaftler nahezu 240 Studien zusammen. (Porta 2012) Die Studien beruhten auf einer signifikanten Anzahl von Labor- und Tierversuchen sowie epidemiologischen Studien. Die Forscher wiesen auf einen Zusammenhang zwischen hormonellen Chemikalien einerseits und Fettleibigkeit und Diabetes andererseits hin: Der Anstieg dieser Erkrankungen verlief parallel zum Anstieg der Verbreitung und Verwendung der Chemikalien. Umwelthormone wirken direkt auf bestimmte Zellen in der Bauchspeicheldrüse, die den Blutzuckerspiegel regulieren. Wenn die hormonwirksamen Chemikalien diese Regulation stören, kann das zu Insulinresistenz und Diabetes Typ 2 führen.

Aufmerksamkeitsstörungen bei Kindern

Umwelthormone werden auch mit der Aufmerksamkeitsdefizit-/Hyperaktivitätsstörung (ADHS) in Verbindung gebracht. In einer Studie der Kinderklinik in Cincinnati wurde festgestellt, dass bei Kindern und Jugendlichen mit erhöhtem Bisphenol A im Urin Verhaltensstörungen wie ADHS besonders häufig auftreten. (Tewara 2016) Hierzu wurden 450 Testpersonen auf ADHS und BPA-Konzentration im Urin ausgewertet.

Nahrungsmittelunverträglichkeiten

Umwelthormone stehen auch im Verdacht, verstärkende oder auslösende Faktoren für das vermehrte Auftreten von Allergien und Nahrungsmittelunverträglichkeiten zu sein. Ein französisches Forscherteam der INRA (*Institut National de Recherche Agronomique-Laboratoires*) stellte in einer Studie eine Verbindung zwischen Nahrungsmittelunverträglichkeiten und Bisphenol A fest. Ratten, deren Mütter mit Bisphenol A versetztes Futter erhielten, entwickelten Unverträglichkeit gegen ein Protein, mit dem sie gefüttert wurden. Der Effekt auf das Immunsystem war bei Niedrigdosierung von BPA sogar noch stärker; deshalb stellen die Forscher die bestehenden Grenzwerte der europäischen Lebensmittelbehörde infrage. (Menard 2014)

Zellwachstum

Forscher der Ruhr-Universität Bochum und der Bergischen Universität Wuppertal fanden in einer Studie heraus, dass Bisphenol A aus Kunststoffen die Funktion und Regeneration von Schalterproteinen in der Zelle stört. Diese Proteine sind wichtig für Wachstumsprozesse der Zelle, sie leiten Signale in der Zelle weiter. (Schöpel 2013) Diese Ergebnisse erhärten den Verdacht, dass die physiologischen Wirkungen von BPA noch komplexer sein könnten, denn bislang ging man nur davon aus, dass Bisphenol A eine hormonelle Wirkung habe.

Zahnschädigung bei Kindern

Forscher vom *National Institute of Health and Medical Research* (INSERM) legten eine Studie vor, nach der Bisphenol A in Plastik den Zahnschmelz schwächt. (Jedeon 2016) In der Studie untersuchten sie Zähne von Ratten, denen täglich eine Dosis BPA – wie sie in manchen Kunststoffflaschen enthalten ist – gegeben wurde. Aufgrund der Einnahme von BPA veränderten sich zwei Gene, die für die Zahnschmelzhärtung verantwortlich sind.

Die Forscher vermuten einen Zusammenhang mit der deutlichen Zunahme der MIH-Erkrankung von Kindern. (MIH = Molaren-Inzisiven-Hypomineralisation) Bei dieser Erkrankung fehlen bis zu 90 Prozent der Mineralstoffe im Zahnschmelz. Bisphenol A in Plastik kann nach dieser Studie die Mineralisierung der Zähne schwächen, wenn Kleinkinder in den ersten Lebensjahren damit in Berührung kommen.

Wie Plastik die Mitochondrien stresst und wie Sie sie schützen

Die Frage, ob ein Mensch gesund oder krank ist, entscheidet sich auf der Ebene der Billionen Zellen des Körpers. In jeder Sekunde sterben circa 50 Millionen (!) Körperzellen ab – und etwa gleich viele werden wieder neu gebildet. Das erfordert exakt abgestimmte Mechanismen, denn wenn sich das Verhältnis zwischen Auf- und Abbau der Zellen über längere Zeit hinweg auch nur um 1 Prozent verschiebt, entstehen Probleme. Der Zustand der Zellen ist ungeheuer wichtig, denn er bestimmt letztlich unsere Gesundheit, Leistungsfähigkeit, Stimmung und unser biologisches Alter. Dabei spielen die *Mitochondrien* in den Zellen eine überragende Rolle. Wissenschaftler haben aufgezeigt, dass Chemikalien aus Plastik die Mitochondrien schwächen. Was bedeutet das für uns?

Die existenzielle Bedeutung der Mitochondrien

Damit unsere Zellen vital und fit sind, benötigen sie Energie, und diese erhalten sie vorrangig aus ihren Zellorganellen – den Mitochondrien.

Die Mitochondrien sind sozusagen die „Kraftwerke der Zellen", die Energie in Form von ATP (Adenosintriphosphat) bereitstellen. Ohne sie sind die Zellen funktionsunfähig – Leben wäre nicht möglich. Die Erkenntnis, wie ungeheuer wichtig der Zustand der Mitochondrien für unsere Gesundheit ist, ist bahnbrechend und für viele Menschen neu. Erst seit wenigen Jahren beschäftigen sich Forscher wieder mit diesem hoch brisanten Thema. Jede Zelle des Körpers hat durchschnittlich 1500 dieser kleinen Kraftwerke in sich; die Anzahl richtet sich nach den Aufgaben, die die Zelle zu erfüllen hat.

Die wichtigste Funktion der Mitochondrien ist es, die in der Nahrung gespeicherte Energie mithilfe von Sauerstoff (über die Atmung) für alle elementaren Lebensprozesse nutzbar zu machen. Einfach ausgedrückt nutzen die Mitochondrien die Kalorien, die wir täglich essen und in Form von Körperfett mit uns herumtragen, kombinieren sie mit

Sauerstoff, den wir einatmen, und verwandeln diesen Mix in einen Supertreibstoff (ATP), der unsere Zellen mit Energie versorgt. Und das schaffen sie mit einer unglaublichen Leistung: Im Normalfall produzieren Billionen Mitochondrien in unserem Körper jeden Tag so viel Kilogramm ATP, wie wir wiegen! Für diesen Vorgang ist es essenziell, dass unser Organismus ausreichend mit Mikronährstoffen versorgt ist.

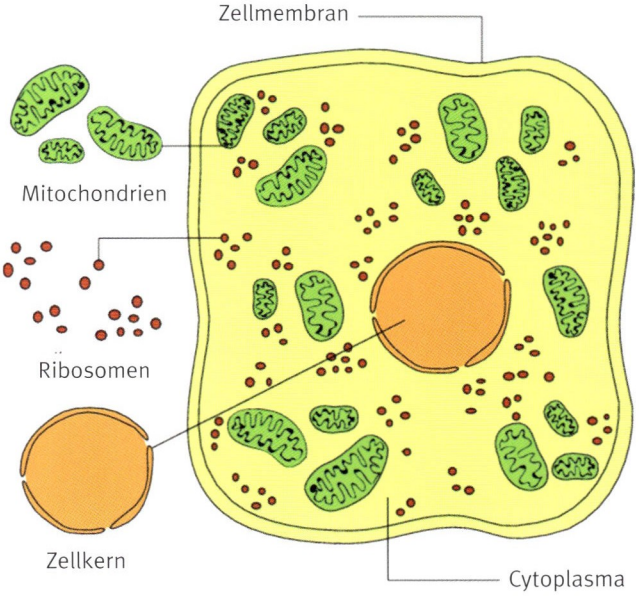

Mitochondrien sind außerordentlich empfindlich und störanfällig. Sie werden vor allem durch Stress geschädigt, durch alles, was uns aus dem Gleichgewicht bringt: durch mentalen Stress ebenso wie durch falsche Ernährung, Vitalstoffmangel, ein Übermaß an Elektrosmog, ständige Infektionen und Umweltgifte – unter anderem durch Chemikalien aus den allgegenwärtigen Kunststoffen. (Erpenbach u. Schröder 2016, S. 39 ff.)

Wenn BPA aus Plastik die Mitochondrien blockiert

Wissenschaftler der Universität Bonn haben an Gewebeproben von Mäusen und Menschen nachgewiesen, dass die Chemikalie Bisphenol A (BPA) aus Kunststoffen die Mitochondrien schwächt. Das Team um Professor Swandulla stellte fest, dass BPA die Calciumkanäle in den Zellmembranen blockiert. (Swandulla 2013) Durch diese Kanäle strömt das Calcium in die Zellen, das für die Signalverarbeitung und den Energiehaushalt der Zellen unentbehrlich ist. Eine Schlüsselposition nehmen die Mitochondrien ein. Die Calciumaufnahme in die Mitochondrien führt zur Bildung von Energie (ATP) und ermöglicht es der Zelle, extrazelluläre Signale zu beantworten. Wenn BPA nun die Calciumkanäle blockiert, wird das intrazelluläre Calciumgleichgewicht gestört; das führt zu einer Störung der Energiebildung und dies kann letztendlich zu einer mitochondrialen Dysfunktion oder im schlimmsten Fall sogar zum Absterben der Zelle führen.

Nach D. Swandulla erfolgt die Bindung von Bisphenol A an die Calciumkanäle allerdings reversibel, sodass die Möglichkeit besteht, dass die Chemikalie vom Körper wieder ausgeschieden wird. Auf der anderen Seite sind wir heute aber durch die umfassende „Plastifizierung" unseres Alltags chronisch mit Bisphenol A belastet; diese Chemikalie und verwandte Substanzen sind mittlerweile nahezu überall in der Umwelt messbar.

Darüber hinaus schädigt die dauerhafte, chronische Belastung durch Umweltchemikalien aus Plastik den Organismus in Form der vermehrten Bildung freier Radikale. Bei guter Versorgung mit Mikronährstoffen kann der Organismus mit dem vermehrten Anfallen von Radikalen normalerweise gut fertig werden, denn Mikronährstoffe – die sogenannten Antioxidantien (Vitamine, Spurenelemente, Pflanzenstoffe) – können die freien Radikale neutralisieren, bevor sie größeren Schaden anrichten. Wenn das erhöhte Aufkommen an Radikalen aber zu lange besteht oder wenn nicht genügend Mikronährstoffreserven im Körper vorhanden sind, kommt es zu einer gravierenden, folgenschweren Störung der Balance zwischen schützenden Antioxidantien und aggressiven Radikalen.

Es entsteht dann oxidativer und nitrosativer Stress in der Zelle – die überschüssigen freien Radikale greifen alles an, was in ihrer Nähe ist: die empfindlichen Mitochondrien, die DNA und die Zellmembranen. Weiterhin entstehen über Entzündungsbotenstoffe chronisch schleichende Entzündungen, vor allem im Nervengewebe. Entzündungsbotenstoffe und Radikale schädigen die Mitochondrienmembran; dadurch nehmen die Energiebildung und das Energieniveau der Körperzellen weiter ab.

Wenn die Mitochondrien schlappmachen

Dass Mitochondrienstörungen im Laufe des Lebens durch äußere Einflüsse erworben werden können, diese Erkenntnis ist relativ neu. Hier spricht die Literatur von einer erworbenen mitochondrialen Dysfunktion; davon sind immer mehr Menschen betroffen. Sie ist in der heutigen Schulmedizin leider immer noch ein weitgehend unbekanntes und von den Krankenkassen ignoriertes Krankheitsbild. Durch die wissenschaftlichen Arbeiten von Dr. B. Kuklinski (Deutschland) und Dr. M. L. Pall (USA) hat sich die Mitochondriopathie jedoch zu einer anerkannten Disziplin der Medizin entwickelt. (Kuklinski 2013; Pall 2009)

Jede Störung der Mitochondrienfunktion führt zu einer eingeschränkten Energieversorgung mit fatalen Folgen für unsere Gesundheit! Der Hauptgrund für den Mangel an Energie, den heutzutage jeder kennt, ist die Fehlfunktion unserer Mitochondrien – der Kraftwerke unserer Zellen. Die Symptome reichen von Müdigkeit, Erschöpfung, Schwindel, Konzentrationsproblemen, Kopfschmerzen, Nervenschmerzen und Depressionen bis hin zu chronischen Erkrankungen und Zivilisationskrankheiten. (Jennrich 2010)

Die Mitochondrienfunktion wird also gestört durch oxidativen und nitrosativen Stress in der Zelle (Erpenbach u. Schröder 2016, S. 50), ausgelöst durch:

- Umweltchemikalien (die zum Beispiel aus Plastik stammen)
- Schwermetalle
- chronische Entzündungen
- Elektrosmog (insbesondere Mobilfunk)
- virale, bakterielle und parasitäre Infektionen
- Hals-Wirbelsäulen-Traumen, HWS-Instabilität
- psychischen Stress (Sorgen, Ängste)
- kohlenhydratreiche Ernährung, Mangel- oder Fehlernährung
- nitratreiche Ernährung (geräucherte Nahrungsmittel, mit Kunstdünger belastete Nahrungsmittel)
- Medikamente, die direkt in die Zellfunktion eingreifen (Antibiotika, Chemotherapeutika, Statine, Betablocker, Potenzmittel, Analgetika und andere; vfl. Gröber u. Kisters 2015)
- Nikotin (aktives und passives Rauchen)
- extremen Leistungssport

Anhaltende erworbene mitochondriale Dysfunktionen können zu unterschiedlichen Multisystemerkrankungen führen, die wegen ihrer Ausmaße das Niveau von Zivilisationskrankheiten erreicht haben (Pall 2009):

- Burn-out-Syndrom, Chronisches Müdigkeitssyndrom
- Depressionen, Panikattacken
- Fibromyalgie (= generalisiertes Schmerzsyndrom)
- Autoimmunerkrankungen (wie Multiple Sklerose oder Rheuma)
- ADS, ADHS (Aufmerksamkeitsdefizit-Syndrom)
- Parkinson, Demenz, Alzheimer
- Multiple Chemikalienunverträglichkeit (= MCS)
- Allergien, Asthma, Neurodermitis
- Fettleibigkeit, Diabetes mellitus Typ 2, metabolisches Syndrom
- Immunschwäche mit wiederkehrender Infektanfälligkeit
- Colitis ulcerosa, Morbus Crohn
- Rheumatische Erkrankungen
- Glaukom, Makuladegeneration
- Migräne

- Krebs
- chronische bakterielle, virale oder parasitäre Entzündungen
- Herzinfarkt, Schlaganfall, Arteriosklerose, Bluthochdruck
- Nahrungsmittelunverträglichkeiten mit Reizdarmsyndrom

Hinzu kommt, dass sich Mitochondrien teilen und vermehren können. Beschädigte mitochondriale DNA kann sich so ausbreiten und die fatalen Folgen für die Zelle noch verstärken. Die mitochondrialen Schäden addieren sich im Laufe des Lebens, die Leistung der Mitochondrien nimmt kontinuierlich ab. Sinkt die Energieleistung, so sinkt auch die Lebenskraft der Zellen im Organismus: Wir sind erschöpft, altern schneller und werden krank. Problematisch dabei ist, dass diese erworbenen mitochondrialen Schäden mütterlicherseits weitervererbt werden.

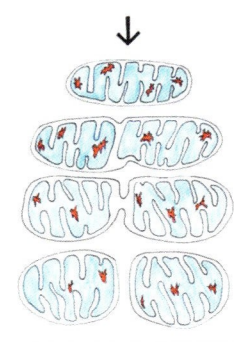

Mitochondrienschädigungen vermehren sich durch die Mitochondrienteilung.

Wie Sie Ihre Mitochondrien schützen können

Der Schutz unserer Mitochondrien und die Erhaltung oder Wiederherstellung der mitochondrialen Funktion sollte im Vordergrund jeder Vorsorge und Therapie stehen. (Noriega-Cisneros 2013) Sie können sie schützen, indem Sie sich dazu entschließen, die dauerhafte Belastung durch Alltagschemikalien aus Plastik zu vermeiden – indem Sie weitestgehend auf Plastikprodukte verzichten und Alternativen in Anspruch nehmen (siehe Kapitel „Plastik reduzieren – in kleinen Schritten"). Auch die übrigen genannten Auslöser für oxidativen und nitrosativen Stress in der Zelle sollten Sie vermeiden, soweit es geht.

Unterstützen können Sie die Mitochondrien durch eine ausgewogene Mikronährstoffversorgung in Form gesunder Ernährung und durch Nahrungsergänzungsmittel, denn bei unserem modernen Lebensstil ist die ausreichende Versorgung mit essenziellen Mikronährstoffen alleine über die Nahrung nicht mehr gewährleistet. (Erpenbach u. Schröder 2016)

Eine einfache Regel lautet: Ohne Mikronährstoffe kein ATP, also keine Energie. Selbst wenn nur *ein* Mikronährstoff fehlt, machen die Mitochondrien schlapp. Für den Schutz und die Pflege der Mitochondrien sind die im Folgenden genannten Mikronährstoffe wichtig, ja, lebensnotwendig:

- **Alpha-Liponsäure** schützt speziell die Nervenzellmembranen und die Mitochondrien vor Schäden.
- **B-Vitamine:** Alle B-Vitamine sind maßgeblich am mitochondrialen Energiestoffwechsel beteiligt.
- **Coenzym Q10** ist der zentrale Baustein der zellulären Energieproduktion in der Atmungskette und somit Voraussetzung für eine gute Versorgung der Zellen mit Energie.
- **L-Carnitin** ist eine zentrale Substanz für die Energiebildung aus Proteinen und Fetten und somit für die Funktionsfähigkeit der Mitochondrien.
- **Magnesium** ist an mehr als 300 Enzymreaktionen beteiligt und spielt eine wichtige Rolle im Energiestoffwechsel der Mitochondrien.
- **OPC** ist das stärkste bekannte Antioxidans.
- **Selen** schützt die Zellen vor Angriffen der freien Radikale.
- **Vitamin C** schützt die Zellen vor oxidativem Stress.
- **Vitamin D** spielt als Radikalfänger eine bedeutende Rolle für die Leistungsfähigkeit der Mitochondrien.
- **Vitamin E** ist ebenfalls ein wichtiges Antioxidans.
- **Zink** wirkt antioxidativ und antiviral.

Wie Sie Ihren Körper entgiften und die Abwehr stärken

Wir sind heutzutage umgeben von Alltags- und Umweltgiften und können ihnen kaum noch entweichen. Als Zellgifte stören sie schon in kleinen Konzentrationen die Stoffwechselvorgänge und erzeugen massenhaft freie Radikale, die die Energiebildung blockieren. Die meisten Menschen haben bereits Chemikalien im Körper, vor allem aus dem allgegenwärtigen Plastik.

Diese Chemikalien werden vom Organismus leichter abgebaut als Schwermetalle. Sie lagern sich ebenso wie Metalle im Fettgewebe, in Niere und Leber sowie im Gehirn ab. Bei einer Belastung durch Schwermetalle können spezifische Medikamente zur Entfernung eingesetzt werden – bei chemischen Schadstoffen ist das nicht möglich. Die wichtigste „Therapie" ist das Vermeiden der Schadstoffquellen. Alles, was flüssig oder fettig ist und mit Plastik in Kontakt gekommen ist, kann Plastikchemikalien enthalten oft nur in geringen Konzentrationen, aber die Dauerbelastung mit geringen Konzentrationen aus verschiedenen Quellen erhöht die toxische Wirkung. Sie können dem Organismus beim Abbau der schädlichen Toxine helfen, indem Sie entgiftende Naturheilmittel einsetzen und das Immunsystem stärken.

Auf Plastikprodukte verzichten

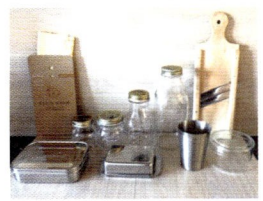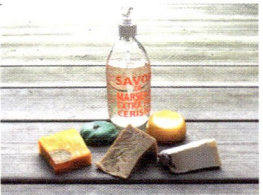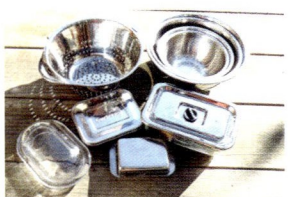

Der wichtigste therapeutische Ansatz ist das Aufspüren der Quelle und das Vermeiden der giftigen Chemikalien. In unserem Fall bedeutet das: konsequenter Verzicht auf Plastikprodukte, vor allem derjenigen Produkte, die mit unserer Nahrung in Berührung kommen, sowie von

Kinderspielzeug. (Siehe hierzu auch das nachfolgende Kapitel über Plastikreduzierung.) Alleine das Vermeiden von Plastikverpackungen und -produkten im Haushalt führt nach circa zwei Monaten zu einer signifikanten Verringerung der Plastikchemikalien im Körper.

Natürlich entgiften

Unser Organismus verfügt über komplexe, wirkungsvolle Mechanismen der Entgiftung, die abgelagerte Gifte neutralisieren und zur Ausscheidung bringen. Die Entgiftungsmechanismen sind allerdings durch die chronischen Belastungen mit Alltagsgiften bei vielen so überfordert, dass sie manchmal gar nicht mehr funktionieren. Zudem benötigt der Abbau der Schadstoffe viel Energie. Sie können Ihren Organismus bei der Entgiftung unterstützen, indem Sie von Zeit zu Zeit eine Entgiftungskur durchführen (und natürlich indem Sie die Zufuhr der Gifte reduzieren).

Mithilfe von basischer Ernährung, Basenpulver oder Basenbädern können Sie aktiv bei der Entgiftung helfen. Indem Sie ausreichend Mineralien zuführen, werden anfallende Säuren neutralisiert.

Die Entgiftung erfolgt primär über die Leber, die Niere und den Darm. Die aktive Ausscheidung erfolgt hauptsächlich über den Urin; deshalb ist es wichtig, dass Sie die tägliche Trinkmenge erhöhen. Reines Wasser ohne Kohlensäure unterstützt Sie dabei, Schlacken und Schadstoffe aus dem Körper zu transportieren. Sie sollten über den Tag verteilt mindestens 2 Liter Wasser trinken.

Die Leber ist das zentrale Entgiftungsorgan. Sie ist für die Umwandlung von Schadstoffen zuständig, die dann zum Beispiel über die Nieren ausgeschieden werden können. Als Heilpflanzen, die die Leber entgiften, sind vor allem Mariendistel, Löwenzahn und Artischocke zu nennen.

- *Mariendistelfrüchte* werden als Tinktur oder Tee angesetzt; alternativ können auch Fertigpräparate in Kapselform verwendet werden. Die Mariendistel kann Leberzellen erneuern und damit die Leber regenerieren. Der enthaltene Wirkstoff Silymarin schützt die Leber vor Giftstoffen.

- *Löwenzahn* regt durch die darin enthaltenen Bitterstoffe die Leber-tätigkeit und die Produktion von Gallenflüssigkeit an. Er kann als Tee (Pflanze mit Wurzel) oder Fertigprodukt (in Form von Tabletten oder Saft) verwendet werden.
- *Artischocken* wirken als Gemüse, Tee oder Saft entschlackend durch die darin enthaltenen Bitterstoffe. Artischocken haben eine schützende Wirkung auf die Leberzellen, sie regen die Produktion von Gallenflüssigkeit an und reduzieren die Giftbelastung.

Die Niere wird durch ausleitende Mittel wie Brennnessel und Goldrute entgiftet.

- *Brennnessel* als Tee regt die Nierenfunktion an und wirkt entwäs-sernd, wodurch Giftstoffe vermehrt ausgeschieden werden.
- *Goldrute* als Tee wirkt ebenfalls harntreibend, antioxidativ und antibakteriell.

Der Darm wird mit Mitteln unterstützt, die Gifte binden. Hierbei wird gerne Zeolith eingesetzt.

- *Zeolith* ist vulkanische Mineralerde und gilt heute als Basisthera-peutikum beim Entgiften. Es bindet im Magen-Darm-Trakt wie ein Schwamm Giftstoffe an sich, die daraufhin völlig unproblematisch ausgeschieden werden. Zeolith ermöglicht eine der einfachsten und preiswertesten Entgiftungsmethoden, die jeder zu Hause durchführen kann.
- Alternativen zu Zeolith sind *Algen* wie Chlorella sowie *Koriander* und *Bärlauch* als Tinkturen. Koriander löst Schadstoffe aus dem Körper, während Chlorella sie wie ein Schwamm aufnimmt und bin-det. Achten Sie bei der Mikroalge Chlorella auf hohe Qualität, denn ihre Fähigkeit, Umweltgifte und Schadstoffe anzuziehen und aufzu-nehmen, kann unter Umständen dazu führen, dass die Alge selbst bereits mit Giften aus ihrem Umfeld belastet ist. Bärlauch kann

ebenfalls Schadstoffe binden und den Organismus während des Entgiftungsprozesses stärken.

- Um den Darm zu schützen und zu stärken, sollte man zusätzlich *Probiotika* einnehmen; dies sind nützliche Darmbakterien, die eine gesunde Darmflora aufbauen. Darmbakterien gibt es in Form von flüssigen Präparaten oder als Kapseln.

Die Lymphe als Transportsystem sollte ebenfalls aktiviert werden: durch Lymphdrainage oder mit homöopathischen Arzneimitteln wie Lymphmyosot.

Im Bereich der homöopathisch-spagyrischen Komplexmittel gibt es eine weitere beliebte Alternative zur Entgiftung: die PHÖN X®-Entgiftungstherapie. Hiermit werden die Entgiftungs- und Ausscheidungsorgane unterstützt und aktiviert. Die Entgiftung besteht aus einer Kombination von vier aufbereiteten Komplexmitteln, die eingelagerte Giftstoffe über die Nieren, die Leber, die Haut und die Schleimhäute ausleiten:

- PHÖNIX Silybum spag.: entschlackt die Leberzellen und normalisiert die Zusammensetzung des Gallensekrets
- PHÖNIX Solidago spag.: aktiviert die Ausscheidung von Stoffwechselschlacken und toxischen Stoffen über die Nieren und verbessert die Durchblutung der Nieren.
- PHÖNIX Urtica spag.: löst die im Fett-, Binde- und Nervengewebe eingelagerten Toxine, die dann über Haut und Schleimhaut ausgeleitet werden.
- PHÖNIX Lachesis spag.: stärkt des Lymphsystems, regeneriert die lymphspezifische Immunfunktion wodurch Giftstoffe über das Lymphsystem zum Blut und somit zu den eigentlichen Entgiftungs- und Ausscheidungsorganen Leber, Niere, Haut und Schleimhaut transportiert werden.

Dosierung:

3 Tage 3 x täglich 60 Tropfen PHÖNIX Silybum

3 Tage 3 x täglich 60 Tropfen PHÖNIX Solidago

3 Tage 3 x täglich 20 Tropfen PHÖNIX Urtica

Zusätzlich durchgehend 3 x täglich 20 Tropfen PHÖNIX Lachesis

Dieser Zyklus sollte bis zu einer Gesamtdauer von 45 Tagen wiederholt werden.

Eine ganzheitliche Entgiftungsbehandlung bietet auch die Firma PEKANA® an. Auch hier werden Giftstoffe und Schlacken mithilfe von homöopathisch-spagyrischen Komplexmitteln aus den Geweben gelöst und die Ausscheidungsfunktionen von Leber und Nieren sowie der Lymphfluss werden dadurch angeregt.

- TO EX spag.: zum Lösen von Giftstoffen und Schlacken aus dem Gewebe
- HECHOCUR spag.: zum Anregen der Leber- und Gallenfunktion
- RELIX spag.: zum Anregen der Nierenfunktion
- ITIRES spag.: zum Anregen des Lymphflusses

Dosierung: 3 x täglich 20 Tropfen von jedem Mittel

Eine weitere Alternative ist die JSO-Entgiftungstherapie. Über einen Zeitraum von 6 bis 8 Wochen werden spagyrische Komplexmittel als Globuli eingenommen.

- Cochlearia cp JSO: Hauptmittel der Entgiftung. Es normalisiert die Verdauung und fördert die Ausscheidung von Schadstoffen über den Darm.
- Echinacea cp JSO: aktiviert den Transport der Schadstoffe über die Lymphe.
- Allium cp JSO: leitet Giftstoffe über den Darm aus.

Wechselnde Einnahme der drei Mittel (sonntags einnahmefrei)

Dosierung: 3 x täglich 15 Globuli des jeweiligen Mittels

Regeneration und Entgiftung im Schlaf

Schlaf ist wichtig für die körperliche, geistige und psychische Regeneration, das ist allgemein bekannt. Amerikanische Wissenschaftler haben nun eine weitere, bislang unbekannte Funktion des Schlafs entdeckt: die Entgiftung des Gehirns. Im Schlaf werden nämlich Schadstoffe aus dem Gehirn hinaustransportiert.

73

Unser Körper transportiert über das Lymphsystem schädliche Stoffe zu den Ausscheidungsorganen. Unser Nervensystem und das Gehirn sind jedoch nicht an das Lymphsystem angeschlossen. So vermutete man lange Zeit, dass das Gehirn über ein eigenes Entgiftungssystem verfüge; das konnte jetzt an schlafenden Mäusen nachgewiesen werden. In seiner Studie konnte ein Team um Maiken Nedergaard bestätigen, dass Mäusegehirne während des Schlafens damit beschäftigt sind, Schadstoffe zu entsorgen. (Nedergaard 2013) Dazu wurden den Mäusen leuchtende Isotope gespritzt und deren Weg durch das Gehirn verfolgt. Die Wissenschaftler konnten nachweisen, dass im Schlaf die Gehirnzellen schrumpften und in einen Ruhezustand versetzt wurden – dadurch vergrößerten sich die Zwischenräume um mehr als die Hälfte, sodass die Gehirnflüssigkeit deutlich schneller zirkulierte als im Wachzustand. So konnten giftige Stoffwechselprodukte rascher abtransportiert werden als im Wachzustand.

Diese Entgiftungsfunktion des Gehirns könnte eine weitere Antwort auf die Frage sein, *warum* wir überhaupt schlafen und warum ausreichender und erholsamer Schlaf überlebensnotwendig ist. Und genau hier liegt ein Problem: Die Zahl der Menschen mit Einschlaf- und Durchschlafstörungen nimmt zu. Mittlerweile klagt bereits jeder Zweite über Schlafstörungen und nicht mehr erholsamen Schlaf. Ohne guten Schlaf können wir aber nicht regenerieren und wir können unser Gehirn nicht entgiften.

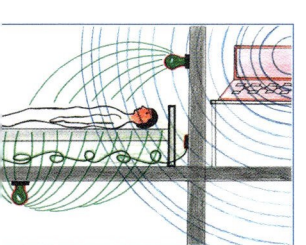

Elektromagnetische Felder und dauerhafte Funkstrahlung stören den Schlaf.

Meine Praxis hat gezeigt, dass sehr viele Schlafprobleme durch elektrische und elektromagnetische Felder und Wellen verursacht werden, denen wir heutzutage exzessiv ausgesetzt sind. Aufgrund meiner baubiologischen Untersuchungen haben circa 70 Prozent der Patienten, die mir von Ärzten und Heilpraktikern geschickt werden, wieder einen regenerativen und erholsamen Schlaf. Oft sind die Probleme selbst verursacht – und leicht zu beheben. Hier folgen wichtige Tipps für einen erholsamen Schlaf, die Sie einfach umsetzen können

(– sie sind auch auf meiner Homepage unter „Wertvolle Tipps" zu finden):

- Schalten Sie Ihren **WLAN-Router** nachts aus. Meistens gibt es einen Schalter am Router, der bei manchen Systemen eventuell nicht beschriftet ist. Bei einer älteren FRITZ!Box zum Beispiel ist der WLAN-Ausschalter ein kleiner Pin direkt neben der Antenne. Sollten Sie keinen Ausschalter finden, lesen Sie die Bedienungsanleitung. Eine Alternative wäre, den Router über eine Zeitschaltuhr in der Nacht vom Netz zu nehmen.

- Ziehen Sie alle **WLAN-Verstärker** für die Nacht aus den Steckdosen. Die meisten von ihnen funken ständig – auch wenn der Router ausgeschaltet ist.

- Prüfen Sie mit Ihrem Smartphone den WLAN-Empfang in Ihrem Schlafzimmer. Sollte Ihnen noch ein Nachbar mit voller Leistung „dazwischenfunken", fragen Sie nach, ob er den Router nicht nachts ausschalten kann.

- Laden Sie Ihr **Handy** nicht unmittelbar neben Ihrem Bett auf (Ladekabel und Handy sollten mindestens 30 Zentimeter Abstand haben) und setzen Sie es für die Nacht auf „Flugmodus".

- Die Basisstationen der meisten **DECT-Schnurlostelefone** sind Dauerstrahler, sie senden rund um die Uhr gepulste hochfrequente Strahlung aus, auch wenn man nicht telefoniert – das ergibt überhaupt keinen Sinn, aber die Belastung ist extrem. Es gibt mittlerweile strahlungsarme DECT-Schnurlostelefone, bei denen die Dauerstrahlung der Basisstation abgeschaltet ist. Diese haben die Kennzeichnung „Eco Low Radiation" (Orchid), „fulleco" (Swissvoice), „Eco Modus +" oder Eco Dect (Siemens) und „Full Eco Mode" (Telekom). Achtung: Die Eco-Mode-Funktion muss bei den meisten DECT-Geräten über das Menu aktiviert werden! Vielleicht haben Sie ja bereits ein solches Telefon. Versuchen Sie doch einfach einmal, mit dem Mobilteil die Basis einzustellen (zum Beispiel so: Menü – Einstellungen – Basis – Sonderfunktionen – Eco Modus Plus / Full Eco Mode etc.), oder schauen Sie in die Bedienungsanleitung.

- **Babyphones** nach aktuellem DECT-Standard sind nicht empfehlenswert, die Strahlungsintensität ist extrem hoch! Viele DECT-Babyphones funken zudem nonstop, also auch ohne dass das Baby einen Laut von sich gibt. Empfehlenswert sind elektrosmogreduzierte Babyphones von *Angelcare*.

- **Radiowecker** erzeugen teilweise starke elektromagnetische Felder; Sie sollten einen Abstand von mindestens 1,50 Meter einhalten.

- Bei **Nachttischlampen** ist die richtige Steckerposition der Euro-Flachstecker in der Steckdose wichtig. Im ungünstigen Fall läuft der Strom erst einmal durch die ganze Lampe, bevor er am ausgeschalteten Schalter unterbrochen wird. Dadurch entsteht ein elektrisches Feld um die ganze ausgeschaltete Lampe herum. Da diese sich meist auf dem Nachtschränkchen in unmittelbarer Kopfnähe befindet, stehen Sie auch nachts unter Spannung. Zur Prüfung können Sie das Leuchtmittel herausdrehen und mit einem Stromprüfer an der Lampenfassung messen. Wenn er aufleuchtet, muss der Stecker herumgedreht werden. Grundsätzlich sind Schutzkontaktstecker (Schukostecker) zu empfehlen, da sie geerdet sind. Alternativ können Sie die Lampe auch weiter wegstellen, mit mindestens 1 Meter Abstand, oder Sie ziehen für entspannte Nachtruhe einfach den Stecker.

- **Federkernmatratzen** sollten gegen metallfreie Matratzen ausgetauscht werden, denn sie können magnetisiert werden und das Erdmagnetfeld verzerren. Prüfen können Sie das, indem Sie einen Kompass in Abständen von circa 10 Zentimetern auf eine Federkernmatratze legen. Wenn die Nordausrichtung der Kompassnadel nicht in jeder Position in die gleiche Richtung zeigt, sollte die Matratze kurzfristig ersetzt werden. Wir haben bei vielen Federkernmatratzen Erdmagnetfeld-Verzerrungen von bis zu 180 Grad gemessen!

- Wenn Sie einen **Motorlattenrost** besitzen, sollten Sie in der Nacht den Stecker ziehen (oder ihn über eine ausschaltbare Steckdosenleiste vom Netz nehmen), um elektrische Felder im Bett zu vermeiden.

76

Unterstützung mit Mikronährstoffen

An der Entgiftung des Körpers sind mehrere Aminosäuren, Vitamine, Mineralstoffe und Spurenelemente beteiligt, daher sollten Sie auf eine optimale Zufuhr dieser Mikronährstoffe achten. Hier folgt nochmals eine ausführlichere Beschreibung der wichtigsten Mikronährstoffe für die Entgiftung und die Unterstützung des Immunsystems:

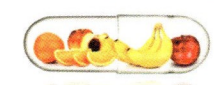

Es gibt heute ein vielfältiges Angebot an - vitaminhaltigen Kapseln.

Alpha-Liponsäure kann das Gewebe entgiften und ist ein starkes Antioxidans. Es schützt speziell die Nervenzellmembranen und die Mitochondrien vor Schäden.

B-Vitamin-Komplex: Die B-Vitamine B_2, B_6, B_{12} und Folsäure stärken die aktiven Zellen des Immunsystems. Alle B-Vitamine sind maßgeblich am mitochondrialen Energiestoffwechsel beteiligt und schützen vor oxidativem Stress.

Coenzym Q10 ist der zentrale Baustein der zellulären Energieproduktion in der Atmungskette und somit Voraussetzung für eine gute Versorgung der Zellen mit Energie. Es ist ein starkes Antioxidans (Membranschutz), unterstützt das Immunsystem und spielt eine wichtige Rolle bei der Entgiftung und Beseitigung freier Radikale.

Glutathion/Cystein: Beide Aminosäuren spielen eine zentrale Rolle bei Entgiftungsprozessen und der Regulierung des Immunsystems.

L-Carnitin ist eine zentrale Substanz für die Energiebildung aus Proteinen und Fetten und somit für die Funktionsfähigkeit der Mitochondrien (und damit die Energiebildung). Neben dem Antransport langkettiger Fettsäuren übernimmt L-Carnitin auch den Abtransport von Schadstoffen aus den Mitochondrien, unterstützt das Immunsystem und besitzt selbst antioxidative Eigenschaften.

Magnesium spielt eine wichtige Rolle im Energiestoffwechsel der Mitochondrien. Magnesium ist das Salz der inneren Ruhe, es fördert den gesunden Schlaf und stärkt das Immunsystem.

Omega-3-Fettsäuren verbessern die Immunantwort und die Entgiftungsfähigkeit und reduzieren entzündliche Prozesse.

OPC – oligomere Proanthocyanidine – gehören zu den Flavonoiden, einer Gruppe der sekundären Pflanzenstoffe. Sie sind das stärkste, bekannte Antioxidans, wirken entzündungshemmend und ausleitend und sind ein hochpotente Helfer im Kampf gegen freie Radikale.

Selen ist ein wichtiges Spurenelement für das Immunsystem. Der größte Teil der Bevölkerung leidet unter Selenmangel. Es hat eine entscheidende Aufgabe bei der Entgiftung der Lymphe, es schützt die Zellen vor Angriffen der freien Radikale und stärkt die körpereigene Abwehrkraft.

Vitamin C schützt das Immunsystem. Es schützt die Zellen vor oxidativem Stress, fängt freie Radikale und neutralisiert Schadstoffe und Gifte im Körper.

Vitamin D – das Sonnenvitamin – wird hauptsächlich mithilfe des Sonnenlichts (UVB) gebildet, und zwar in unserer Haut. In nördlichen Breiten mit mäßiger Sonneneinstrahlung und langen Wintern ist die Unterversorgung mit Vitamin D ein großes Problem. Die bekanntesten Funktionen von Vitamin D sind die Regulierung des Calciumspiegels im Blut und der Knochenaufbau (Vorbeugung gegen Stürze, Knochenbrüche, Rachitis). Vitamin D spielt aber auch als Radikalfänger eine wichtige Rolle für die Leistungsfähigkeit der Mitochondrien.

Vitamin E ist ebenfalls ein wichtiges Antioxidans. Es schützt die Zellmembran vor dem Angriff der freien Radikale, die im Stoffwechsel zum Beispiel durch Umweltgifte entstehen, und stärkt das Immunsystem.

Zink ist ebenfalls wichtig für das Immunsystem. Gemeinsam mit Selen transportiert es die Giftstoffe aus dem Körper und stärkt die Abwehrkräfte.

5. Plastik in der Umwelt

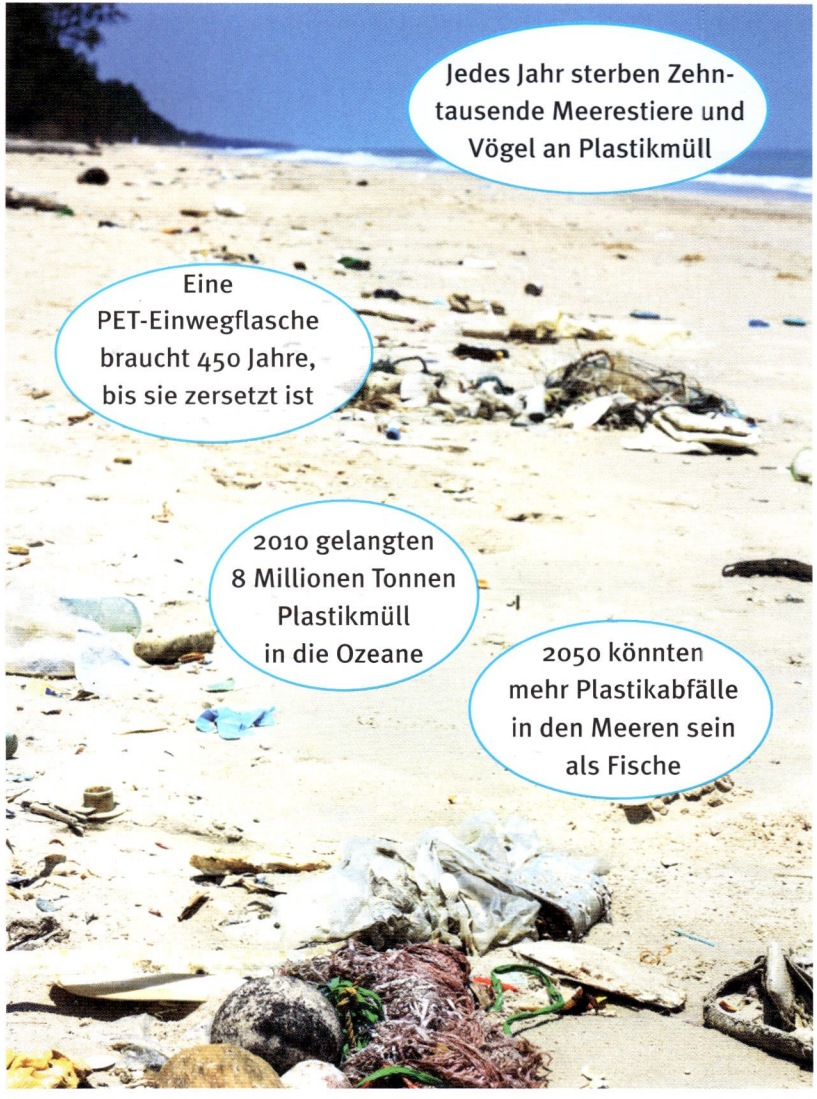

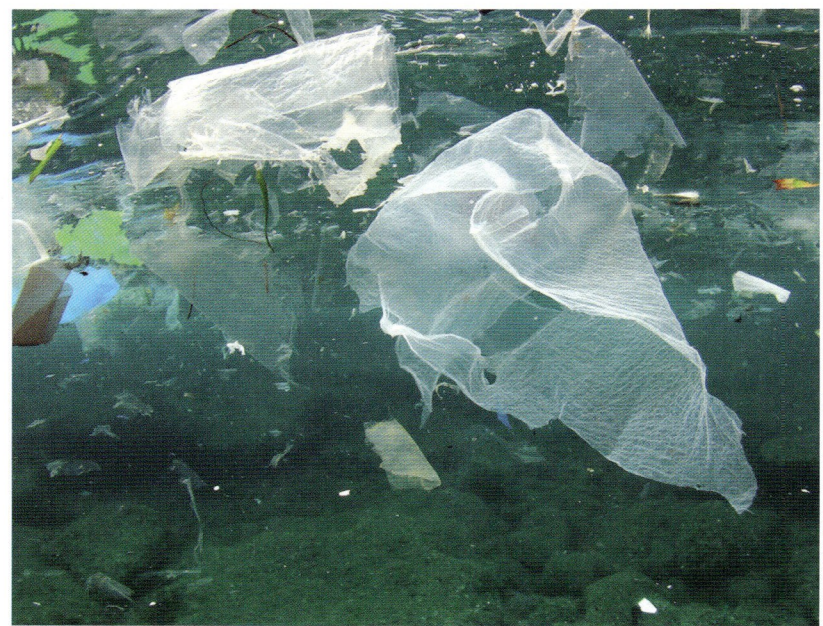

Wie die Meere zu Mülldeponien werden

Plastik ist eine Gefahr für die Gesundheit, das wissen wir jetzt, und Plastik*müll* in der Umwelt ist ein ebenso schwerwiegendes globales Problem. Die wenigsten wissen jedoch, welche Ausmaße die durch Plastikabfälle bedingte ökologische Katastrophe hat. Unsere Welt erstickt in Plastik.

Europa hat eine relativ gute Abfallwirtschaft – dennoch werden lediglich 25 Prozent der Plastikabfälle dem Recycling zugeführt. Die meisten Kunststoffe werden auf Mülldeponien oder in der freien Natur angehäuft beziehungsweise abgelagert.

Letztlich landet alles, was nicht recycelt oder verbrannt wird, irgendwann einmal im Meer. Doch die Ozeane „schlucken" nicht alles. Sie werfen einen Teil des Mülls wieder zurück an die Strände und Küsten. Ohne diesen „stillen Protest" würden die dramatischen Folgen für das Ökosystem vielen Menschen wahrscheinlich gar nicht bewusst.

Gehen Sie nach einem Sturm einmal früh am Morgen an den Strand oder besuchen Sie Küsten oder Strände abseits des Tourismus – weltweit wird sich Ihnen der gleiche Anblick bieten: Überall liegt Müll im Sand. Fischkisten und Plastikflaschen, Plastikkanister, Gummihandschuhe, Teile von Fischernetzen oder kaputte Flip-Flops ... – die Meere sind voll mit Abfällen.

Man schätzt, dass derzeit circa 150 Millionen Tonnen Plastikmüll in den Weltmeeren treiben. Davon sinkt ein großer Teil auf den Meeresgrund, wenn sich Algen und andere Mikroorganismen an ihnen anlagern, und verdichtet die Sedimente. Forscher fanden bei Stichproben in Sedimenten auf dem Grund verschiedener Meere große Mengen winziger Plastikteile. Welche Auswirkungen das hat, weiß noch niemand.

Das *Alfred-Wegener-Institut für Polar- und Meeresforschung* (Potsdam) belegte mit mehr als 2000 Fotos vom Meeresboden, dass Plastik sogar in der arktischen Tiefsee zu finden ist; der Müll hat sich dort in 10 Jahren verdoppelt. (Bergmann 2012) Dabei galten der Arktische Ozean und seine Tiefsee lange Zeit als entlegene und deshalb unberührte Region der Erde – das scheint nun vorbei zu sein.

Nach einer Anfang 2015 im Wissenschaftsmagazin *Science* veröffentlichten Studie gelangten 2010 circa 8 Millionen Tonnen Plastikmüll in die Ozeane. (Jambeck 2015) Das entspricht etwa *einem Müllwagen pro Minute*, der Müll ins Meer kippt. Und diese Zahl könnte sich bis 2030 verdoppeln und bis 2050 vervierfachen – dann hätten wir mehr Müll im Ozean als Fische. Unsere Ozeane verkommen zu Plastikendlagern. Das Müllvolumen wächst stetig, da der Abfall zu einem großen Teil aus Plastik besteht, das häufig Jahrzehnte oder sogar Jahrhunderte braucht, bis es ab-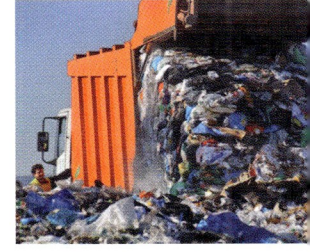
gebaut ist. Hier ein paar Beispiele aus Schätzungen des Umweltbundesamtes, wie lange es dauert, bis sich der Plastikmüll im Meer vollständig abbaut:

Abfälle	Abbauzeit
Zigarettenkippen (Filter)	1–5 Jahre
Plastiktüte	10–20 Jahre
Konservendose	50 Jahre
Plastikboje	50 Jahre
Styroporbecher	50 Jahre
Getränkehalter aus Plastik (Sixpack-Ringe)	400 Jahre
Plastikflasche	450 Jahre
Wegwerfwindel	600 Jahre
Angelschnur	600 Jahre

Abbauzeiten von Müll im Meer (Umweltbundesamt 2013)

Müll sammelt sich in riesigen Strudeln

In den Ozeanen kreisen gigantische Wassermengen in mehreren Hundert Kilometer breiten Wirbeln. Der Plastikmüll, der in die Meere gelangt, treibt früher oder später in einen dieser Wirbel und kreist ununterbrochen in den Wassermassen – häufig für mehrere Jahrzehnte. Und ständig kommt neuer Müll hinzu. Während die Plastikabfälle jahrelang ihre Runden drehen, zerfallen die Teile durch Reibung und Lichteinwirkung in immer kleinere Stücke.

Bei diesen Müllstrudeln handelt es sich nicht um riesige Müllteppiche, die man auf Satellitenbildern sehen könnte, oder um große „Inseln" aus Abfällen, wie viele meinen. Das Schwemmgut treibt eher *unter* der Wasseroberfläche, je nach Wetterlage bis in 30 Meter Tiefe, und folgt den komplexen Strömungswirbeln. Von einem Schiff aus können nur *größere* Plastikobjekte gesichtet werden. Das ist einer der Gründe dafür, dass diese Müllstrudel lange Zeit nicht entdeckt wurden.

Der bekannteste Wirbel ist die Nordpazifikströmung zwischen der Westküste der USA und den Inseln von Hawaii. Die riesige Ansammlung von Müll brachte ihm den Namen *Great Pacific Garbage Patch* ein. (Vgl. http://marinedebris.noaa.gov/info/patch.html) In seinem Zentrum kreisen circa 3 Millionen Tonnen Plastikmüll. Dieser Müllstrudel wuchs seit Jahrzehnten unbeachtet und ist mittlerweile so groß wie Mitteleuropa.

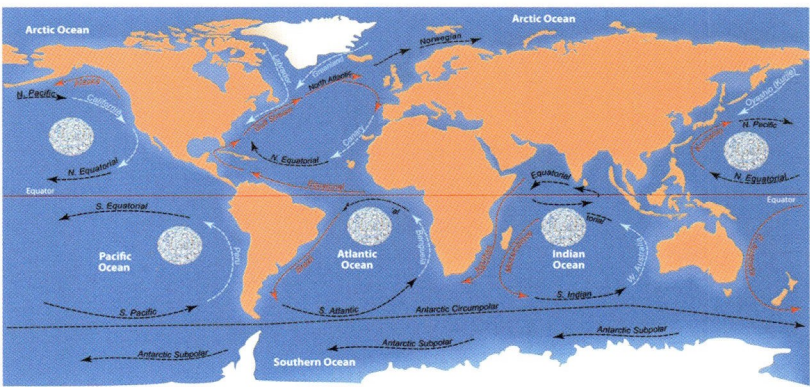

An jedem Strand der Weltmeere: Plastik

Die Inseln von Hawaii liegen im nördlichen Pazifik und werden von dem *Great Pacific Garbage Patch* beeinträchtigt. Je nach Jahreszeit und Strömungslage werden riesige Mengen Plastikmüll, diverse Kunststoffe und Pellets an bestimmte Strände auf Hawaii gespült: Plastikflaschen und alte Verpackungen statt Sandstrand und Palmen. Am *Kamilo Beach* gibt es heute mehr Plastikteile als natürlichen Sand; dieser Strand ist durch seinen Zweitnamen „Plastic Beach" bekannt geworden.

Bei anhaltendem Südwind trifft es auch die bei den Deutschen als Urlaubsparadies beliebten Balearen. An die Strände von Mallorca, Ibiza und Formentera schwappt dann eine Flut von Plastikmüll aus Nordafrika. Und das wird jedes Jahr schlimmer. Auf Mallorca hofft man auf

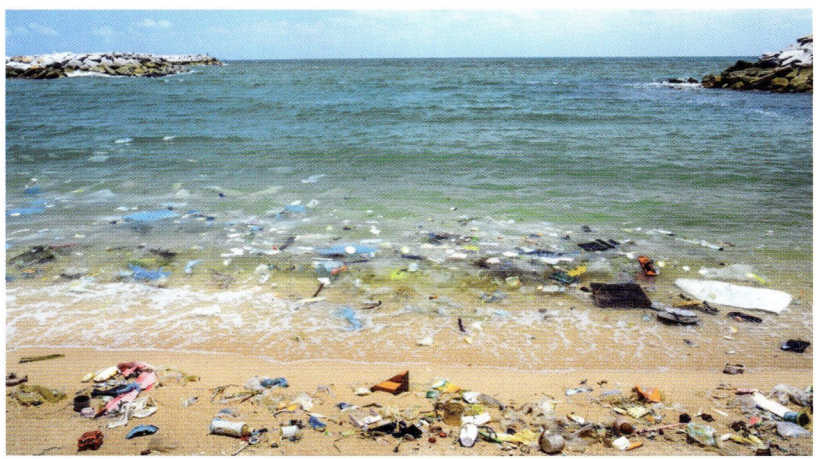

wechselnden Wind, der den Müll wieder auf das offene Meer treibt – verschwunden ist er dann zwar nicht, aber man sieht ihn nicht mehr. Bis zum nächsten Südwind.

Auch deutsche Inseln werden nicht verschont. An vielen Stränden findet sich jede Menge angeschwemmter Plastikmüll, zum Beispiel auf Sylt, der größten Nordseeinsel. Davon bekommen die wenigsten etwas mit, denn touristische Strände werden regelmäßig vom Müll gesäubert. Abseits der Touristenstrände sieht es jedoch anders aus. Die Nordseeinsel Mellum ist nicht bewohnt und es gibt dort auch keine Touristen, deshalb ist die Insel ein guter Indikator für die Verschmutzung der Nordsee. Der Strand von Mellum ist mit Plastik-tüten, Plastikbechern, Dosen, Kunststoffverpackungen und Styropor überhäuft.

Selbst wenn ein gesäuberter Touristenstrand augenscheinlich zunächst sauber ist – schauen Sie doch einfach einmal genauer hin, wenn Sie das nächste Mal barfuß über weißen Sand laufen. Weiß ist er nämlich oftmals nicht mehr, eher bunt. Überall blitzen blaue, rote, gelbe oder grüne Plastikteilchen aus dem Sand hervor, die die Größe eines Sandkorns haben. An manchen Küsten besteht jedes zehnte „Sandkorn" aus Kunststoff.

Wie der Müll ins Meer gelangt

Die Menge an Plastikmüll, die durch achtlose Entsorgung ins Meer gelangt, ist riesig. Vielleicht denken Sie jetzt, dass das Problem des Plastikmülls in den Weltmeeren nichts mit Ihnen zu tun habe, denn Sie lebten ja nicht an der Küste. Allerdings wird der größte Teil des Plastikmülls – rund 80 Prozent – über die Flüsse ins Meer geschwemmt, durch achtloses Entsorgen von Müll an Flussufern oder direkt im Fluss. So landet auch der Kunststoff aus Städten im Landesinneren in den Weltmeeren. Eine Plastikflasche, die in München achtlos in die Isar geworfen wird, kann über die Donau bis ins Schwarze Meer treiben. Eine Studie der Universität Wien von 2014 erbrachte dramatische Ergebnisse: Pro Tag schwemmt die Donau 4,2 Tonnen Plastikmüll ins Schwarze Meer. (Lechner 2014, S. 177–181) Auch über die anderen großen Flüsse Europas kommt Abfall in die Meere, etwa über den Rhein in die Nordsee, über den Po in die Adria und über die Rhone ins Mittelmeer.

Dass Plastikmüll ins Meer gelangt, ist also nicht nur ein Problem für Länder mit Meeresküsten, sondern betrifft grundsätzlich auch das Binnenland. *Greenpeace* belegte, dass Deutschlands Flüsse stark mit Plastikmüll belastet sind. Zwischen Mai und August 2016 testeten die Umweltschützer Rhein, Main, Donau, Elbe, Weser und einige Kanäle, aber auch das Wattenmeer. Laboranalysen zeigten, dass ausnahmslos alle Proben Plastikpartikel enthielten.

Sicherlich wird eine große Menge Müll auch durch Badegäste verursacht, die Plastikflaschen, -besteck, -teller, defekte Schwimmflügel, Wasserbälle und andere Dinge am Strand liegen lassen. Auch von Müllkippen in Küstennähe werden Abfälle ins Wasser geweht.

Nach der Einbringung vom Land ist die Schifffahrt der zweitgrößte Verursacher für die Vermüllung der Meere. Auch wenn das illegal ist: Sehr oft werden Abfälle von Schiffen direkt ins Meer gekippt. Durch die illegale Entsorgung von Plastikabfällen wollen die Kapitäne oder die Reedereien oftmals zusätzliche Entsorgungskosten im Hafen vermeiden. Das Risiko, erwischt zu werden, ist nur gering.

Ladungsverluste machen nur einen kleinen Teil des Mülls aus. Das Frachtschiff *Hansa Carrier* verlor 1990 auf dem Weg von Hongkong nach Washington 60 000 Turnschuhe, der Frachter *Tokio Express* verlor auf der gleichen Route 29 000 gelbe Plastikenten. Seither werden durch den gigantischen Meeresstrudel alle 3 Jahre Teile dieser verlorenen Ladungen in Alaska angespült.

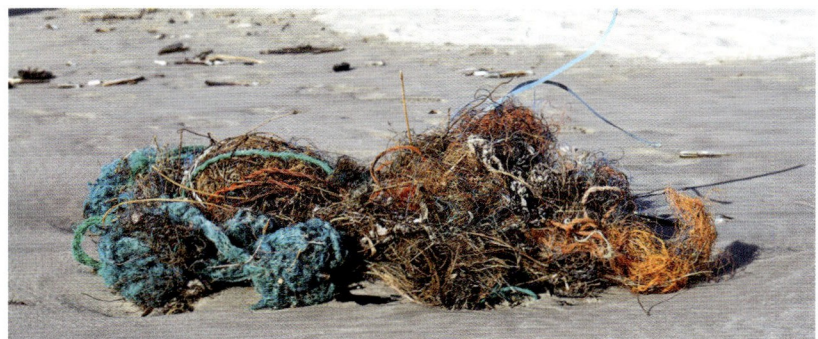

Teile von Fischernetzen als Strandgut

Problematisch sind weggeworfene oder verloren gegangene Nylon-Fischernetze; sie stellen tödliche Fallen für Meerestiere dar. Diese „Geisternetze" treiben mehrere Hundert Jahre in den Ozeanen – und „fischen" weiter. Und es werden immer mehr. Jedes Jahr geraten circa 25 000 Netze unkontrolliert in die Meere. (Umweltbundesamt 2013)

Auch durch den Tsunami, der 2011 die japanische Küste überschwemmte, wurden mehrere Millionen Tonnen von Gegenständen – darunter viele Kunststoffprodukte – ins Meer gespült, die seitdem im Nordpazifik umhertreiben.

Welche Länder sind die Hauptverantwortlichen?

Die für die riesigen Müllmengen in erster Linie verantwortlichen Länder sind China, Indonesien, die Philippinen und Vietnam – so eine Studie, die 2015 in der Fachzeitschrift *Science* veröffentlicht wurde. (Jambeck 2015, S. 768–771)

Forscher um die Studienleiterin Jenna Jambeck von der *University of Georgia* ermittelten die 20 Länder, die für 83 Prozent aller unsachgemäß behandelten Plastikabfälle verantwortlich sind. Für ihre Untersuchung werteten die Forscher Daten von 192 Ländern aus. Auf Platz 20 steht die USA. Fasste man alle Küstenländer der Europäischen Union zusammen, würden diese Platz 18 belegen. 16 der Top-20-Länder sind sogenannte Schwellenländer, in denen die Wirtschaft und damit der Wohlstand zurzeit wachsen. Der Aufschwung der Wirtschaft führt zu erhöhtem Plastikkonsum und damit zu einem steigenden Müllproblem – denn diese Länder haben noch keine funktionierende Infrastruktur im Entsorgungssektor.

Rang	Land	Falsch entsorgter Plastikmüll (Mt/Jahr)
1	China	8.82
2	Indonesien	3.22
3	Philippinen	1.88
4	Vietnam	1.83
5	Sri Lanka	1.59
6	Thailand	1.03
7	Ägypten	0.97
8	Malaysia	0.94
9	Nigeria	0.85
10	Bangladesh	0.79
11	Südafrika	0.63
12	Indien	0.60
13	Algerien	0.52
14	Türkei	0.49
15	Pakistan	0.48

Rang	Land	Falsch entsorgter Plastikmüll (Mt/Jahr)
16	Brasilien	0.47
17	Burma	0.46
18	Marokko	0.31
19	Nordkorea	0.30
20	USA	0.28

Die 20 Länder mit dem höchsten Anteil an schlecht entsorgtem Plastik, das in die Meere gelangen kann (nach: Jambeck 2015, S. 768–771)

Der Plastikkonsum pro Kopf ist in Europa oder den USA wesentlich größer, dennoch „müllen" die asiatischen Schwellenländer die Meere voll, weil sie nicht recyceln. Die Prognose der Studie ist düster: Sollte die Modernisierung der Müllentsorgung in Asien bis 2025 ausbleiben, würde sich die Menge des Plastikmülls in den Meeren verdoppeln. Bildlich gesprochen würden sich dann auf jedem Meter Küste circa 33 Einkaufstüten voller Plastik stapeln.

Wenn Plastikmüll zur Todesfalle wird

Der Plastikmüll wird zur Todesfalle für Meerestiere und Vögel, jedes Jahr sterben Zehntausende Tiere daran.

Immer wieder verfangen sich Fische und Delfine in aufgegebenen oder verloren gegangenen Fischernetzen, die im Meer treiben. Seehunde bleiben in Getränkekästen stecken oder sie verwickeln sich in Plastikschnüren. Meeresschildkröten verwechseln Plastiktüten mit Quallen (ihrer Lieblingsspeise), Seevögel verheddern sich an Plastikringen von Sixpacks und verenden qualvoll.

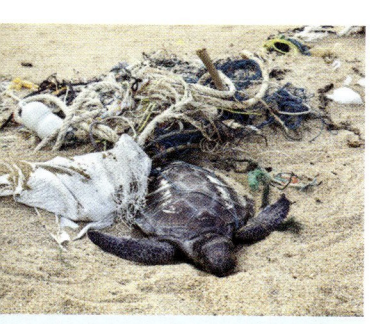

Tote Meeresschildkröte in Resten eines Fischernetzes

Albatrosse und Eissturmvögel verwechseln die Plastikteile auf der Wasseroberfläche mit Nahrung – und verhungern mit gefülltem Magen, da die unverdaulichen Stücke größtenteils nicht mehr ausgeschieden werden können.

Die Klippen von Helgoland sind Brutplätze für viele Seevögel. Immer häufiger bauen sie ihre Nester aus Plastikmüll – hauptsächlich aus Resten von Fischernetzen. Dieses Verhalten wird den Hochseevögeln zum Verhängnis: Wenn sich die Jungtiere in den Netzschnüren verheddern, können sie sich nur selten befreien und verenden kläglich. So hängen an den Felsen immer wieder erdrosselte Vögel zwischen den dicht gedrängten Brutpaaren.

Im März 2013 strandete ein 10 Meter langer Pottwal an der Südküste Spaniens. In seinem Magen fand man mehr als 30 Quadratmeter Plastikfolie, einige Gartenschläuche, Plastikblumentöpfe, Plastiktüten, einen Kleiderbügel und Teile einer Matratze.

2016 strandeten 13 Pottwale in der Nordsee. Über die Todesursache rätselt man noch, aber in den Mägen von vier Walen fand man größere Mengen Plastikmüll – ein 13 Meter langes Netz aus der Krabbenfischerei, die Kunststoffabdeckung eines Automotors und scharfkantige Teile eines Plastikeimers.

Im Februar 2017 musste ein Wal in Norwegen getötet werden, weil er immer wieder in Richtung Land schwamm. Forscher der norwegischen Universität Bergen fanden im Magen des Wals 30 Plastiktüten und eine große Menge Mikroplastik.

Wie invasive Arten Ökosysteme bedrohen

Per Anhalter in neue Lebensräume – das funktioniert mit dem Plastikmüll im Meer „wunderbar". Bestimmte Algen, Muscheln, Schnecken, Insekten und Planktonarten benutzen schwimmendes Plastik als Floß und Transportmittel. Schon immer gab es natürliches Treibgut wie Algen oder Holz, an dem sich Meerestiere anhefteten; dessen Verbreitung hatte aber natürliche Grenzen. Plastikmüll dagegen ist besonders lange haltbar, in großer Zahl verfügbar und wird von den Strömungen über sehr weite Strecken verbreitet. Wenn sich Meereslebewesen an Plastik anheften, werden die bekannten Grenzen überwunden.

Plastikmüll im Meer kann so die Verbreitung von Arten revolutionieren. An der Westküste der USA wurden Plastikteile gefunden, an denen sich Organismen aus japanischen Gewässern angeheftet hatten. Auf Plastik, das in Spitzbergen angeschwemmt wurde, fanden Wissenschaftler mehrere Fremdorganismen wie Seepocken und Moostierchen. Mithilfe des schwimmenden Plastiks gelangen invasive Arten und schädliche Algen mit toxischen Blüten über große Distanzen in neue Lebensräume, wo sie das ökologische Gleichgewicht teilweise massiv bedrohen können.

Initiativen gegen den Plastikmüll in den Weltmeeren

Was kann man zukünftig tun, um die Vermüllung der Meere zu stoppen? Es gibt groß angelegte Maßnahmen, die den Müll aus den Meeren holen sollen; hier einige vielversprechende Projekte:

Ocean Cleanup: Dieses bekannteste Meersäuberungsprojekt ist hat der junge Holländer Boyan Slat über eine Crowdfunding-Aktion ins Leben gerufen. Das Projekt will die Meere im großen Stil von Müll befreien – zumindest von *dem* Müll, der nahe an der Oberfläche schwimmt. Mit gigantischen V-förmigen Schwimmbarrieren (bis zu 100 Kilometer lang) soll der oberflächennahe Plastikmüll, der durch Meeresströmungen in diese Barrieren gelangt, abgefangen werden. Anders als bei Netzen sollen sich keine Meereslebewesen darin verfangen können.

One Earth – One Ocean (OEOO): So nennt sich ein deutscher Umweltschutzverein, der in Nigeria mit lokalen Aktivisten zusammenarbeitet und in Lübeck ein eigenes Müllschiff gebaut hat. Mit dem Katamaran „Seekuh" soll weltweit der in Flüssen und Küstengewässern treibende Plastikmüll aufgesammelt werden. Der Katamaran kann pro Fahrt bis zu 2 Tonnen Müll aus dem Meer fischen. Die nächste

Vision steht schon in den Startlöchern: der „Seeelefant", ein großer Tanker, der den Müll sammelt und auf dem Schiff zu Öl verarbeitet. Der See-Elefant könnte als schwimmende Müllabfuhr in Häfen von Millionenstädten in Südamerika, Afrika und vor allem Asien dienen.

Seabin: Dies ist eine Art Mülleimer für Meere, der direkt unterhalb der Wasseroberfläche angebracht wird. Eine Pumpe saugt das Wasser und den darin schwimmenden Müll ein, der durch ein Netz zurückgehalten wird. Das saubere Wasser wird wieder ins Meer zurückgepumpt. Der *Seabin* arbeitet dabei vollautomatisch. Diese schwimmenden Mülleimer sollen vorrangig in Küstennähe – insbesondere Häfen eingesetzt– werden, wo besonders viel Müll ist.

Fishing for Litter: Dieses Projekt beruht auf der Idee, Fischer in die Säuberung der Meere miteinzubeziehen. Der Müll, der in den Netzen als Beifang landet, wird nicht ins Meer zurückgeworfen, sondern an Bord gesammelt und im Hafen entsorgt. Nach Angaben des *Naturschutzbundes Deutschland* (NABU) sind 14 Häfen an der deutschen Nord- und Ostseeküste mit insgesamt 150 Fischern an dem Projekt beteiligt. Des Weiteren wird *Fishing for Litter* auch in England, Irland, Dänemark, Norwegen, Schweden und auf den Shetlandinseln durchgeführt.

Healthy Seas: Zu dieser Initiative aus Holland haben sich bei der Gründung (2013) drei Unternehmen zusammengeschlossen. Die selbst gestellte Aufgabe: Taucher entfernen die sogenannten „Geisternetze" aus den Meeren, die an Land zu Nylongarnen recycelt werden. Daraus werden zum Beispiel Socken, Bademode, Teppiche und andere Textilprodukte angefertigt. Bislang wurden Tauchgänge in der Nordsee, der Adria und im Mittelmeer organisiert. 2014 konnte *Healthy Seas* rund 31 Tonnen Fischernetze bergen.

Bei all diesen Maßnahmen besteht jedoch das Risiko, dass so eine Infrastruktur aufgebaut wird, die eher verhindert, dass das Aufkommen von Plastikmüll generell verringert wird. Letztlich ist es wichtig, Wege zu finden, damit Plastik erst gar nicht in die Meere gelangt. Die Vermüllung der Meere kann man nur stoppen, wenn man die

Müllzufuhr vom Land aus eindämmt. Im Sinne des Umweltprogramms der Vereinten Nationen (UNEP = *United Nations Environment Program*) werden viele Staaten dafür wirksame Müllvermeidungs- und Müllmanagementpläne entwickeln müssen. Wenn es den Top 20 der 192 Länder der Erde gelänge, die unsachgerechte Entsorgung ihres Mülls um 50 Prozent zu reduzieren, dann würden im Jahr 2025 etwa 40 Prozent weniger Plastik in den Meeren treiben. Die Infrastruktur in den ärmeren Ländern ist erst im Aufbau, aber die reicheren Länder könnten sofort mit Alternativen agieren: mit Gesetzen zur Reduzierung von Einwegplastik. Gezielte Müllreduzierung und effizientere Recyclingmaßnahmen sind unabdingbar.

Mit dem MARPOL-Abkommen der Internationalen Seeschifffahrtsorganisation liegt ein globales Abkommen vor, das die Einbringung von (Plastik-) Müll von Schiffen in die Meere untersagt. (MARPOL = *Marine Pollution*) Nach der Einbringung von Land aus ist dies der größte Faktor für die Verschmutzung der Weltmeere durch Plastikmüll.

Dennoch wird noch viel zu oft Müll in schiffseigenen Schreddern zerkleinert und illegal im Meer entsorgt, um die Abfallgebühren in den Häfen zu umgehen. Die Gefahr, dass die „Müllsünder" dabei ertappt werden, ist sehr gering.

Doch es gibt auch positive Ansätze wie das No-Special-Fee-System, bei dem die Müllentsorgung in die Hafengebühren integriert ist, sodass keine zusätzlichen Kosten dafür anfallen. So entfällt der Anreiz, den Müll illegal im Meer zu entsorgen. Die Häfen von Rotterdam oder Malmö-Kopenhagen zeigen, dass dieses System funktioniert. Auch in der Ostsee ist es etabliert. Die Einträge von Plastikmüll wurden dadurch bereits erheblich minimiert. In der Nordsee sind es bislang leider nur wenige Häfen, die das System praktizieren. Für die Akzeptanz des MARPOL-Abkommens ist das No-Special-Fee-System unumgänglich. Das Problem der „Geisternetze" müsste mit dem Ersatz der kunststoffbasierten Netze durch biologisch abbaubares Material angegangen werden.

6. Boykottieren Sie den Verpackungswahnsinn!

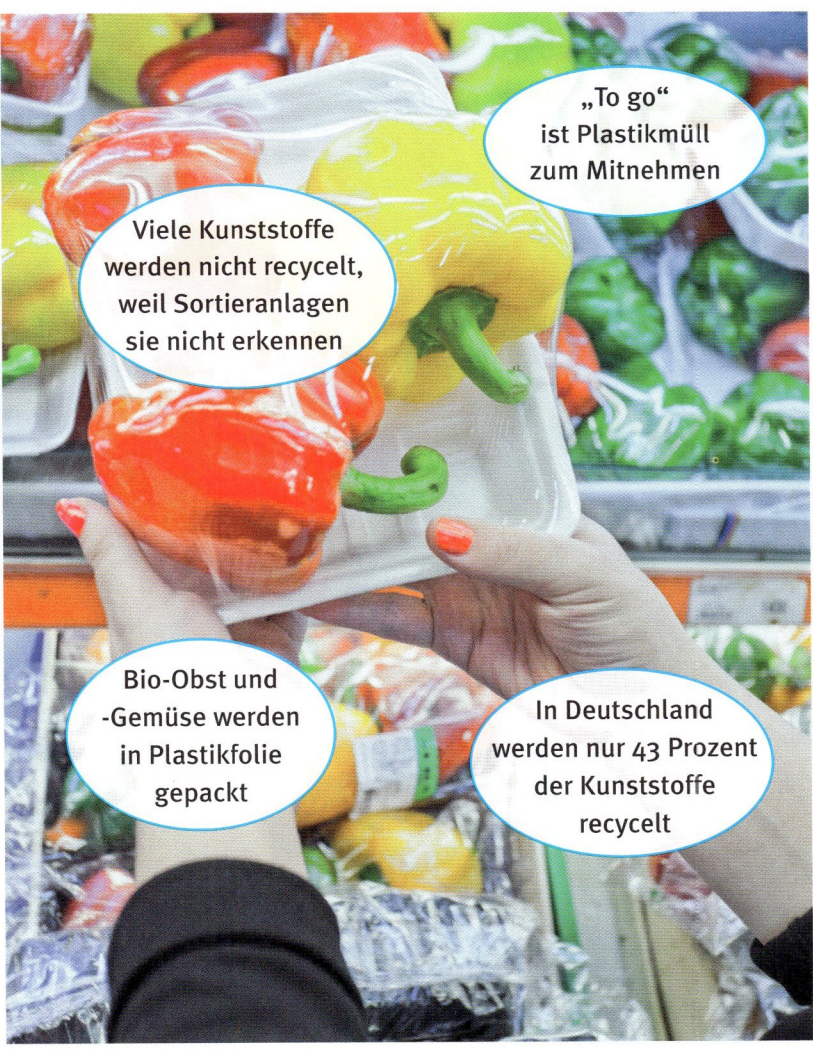

„To go" ist Plastikmüll zum Mitnehmen

Viele Kunststoffe werden nicht recycelt, weil Sortieranlagen sie nicht erkennen

Bio-Obst und -Gemüse werden in Plastikfolie gepackt

In Deutschland werden nur 43 Prozent der Kunststoffe recycelt

Der tägliche Müllkauf im Supermarkt

Einen großen Anteil am Verpackungsmüll hat das Selbstbedienungskonzept in den Supermärkten, wo immer mehr Frischwaren wie Käse, Wurst und Fleisch oder Obst und Gemüse vorverpackt werden. Nach einer Studie der *Gesellschaft für Verpackungsmarktforschung* (GVM) im Auftrag des *Naturschutzbundes Deutschland* (NABU) werden mittlerweile 63 Prozent frisches Obst und Gemüse vorverpackt in Schalen mit oder ohne Deckel, in Folien, Nestern oder Netzen verkauft. (Istel/NABU 2015)

Bei Süßigkeiten wird das Verpackungskonzept auf die Spitze getrieben. Da gibt es einzeln in Plastik eingewickelte Schokoladenriegel oder -stücke in einer weiteren Plastiktüte oder kleine Gummibärchentüten in einer großen Gummibärchentüte …

Die Kunden haben kaum noch die Möglichkeit, den Supermarkt zu verlassen, ohne eine große Tüte Müll gekauft zu haben. Es ist an der Zeit, dass der Lebensmittelhandel umdenkt, auf unnötige Verpackungen verzichtet und vor allem frisches Obst und Gemüse wieder unverpackt anbietet. So könnte ein signifikanter Anteil an Verpackungsmüll eingespart werden. Könnte … – wenn die Kunden dann nicht die lose Ware paradoxerweise in die kostenfrei angebotenen kleinen Plastikbeutel stecken! Äpfel, Orangen, ja sogar Bananen werden gedankenlos in die leichten Plastiktüten gesteckt; auch der Blumenkohl hat keine Chance auf Plastikfreiheit und landet letztlich in dem Beutel.

Glücklicherweise nimmt die Nachfrage der Verbraucher nach unverpackter Ware stetig zu. Nach einer repräsentativen Umfrage des NABU wollen die Kunden weniger Plastik-Vorverpackungen bei Obst und Gemüse. Im Dezember 2014 wurden mehr als 1000 Verbraucher befragt: Um Plastikmüll zu vermeiden, sind 85 Prozent der Kunden bereit, eigene Beutel für Obst und Gemüse zum Einkauf mitzunehmen; 76 Prozent der Befragten bevorzugen unverpackte Ware.

Warum die Bio-Gurke in Plastik steckt

Joghurt, Käse, Wurst, Butter, Milch oder Obst – alles steckt in Plastik, selbst Gemüse und Salat sind mittlerweile in Plastikfolie verpackt. Vor allem aber Bio-Gemüse und Bio-Obst. Und Bio-Gurken! Wenn in Deutschland nur noch in Plastikfolie eingeschweißte Gurken gegessen werden würden, könnten mit der Folie mehr als 6000 Fußballfelder bedeckt werden. Dabei hat die Gurke von Natur aus eine feste Schale und muss gar nicht zusätzlich durch Plastik geschützt werden. Der Grund für den „Plastik-Wahnsinn" im Supermarkt ist ein ganz anderer.

Die Artikel 23 bis 26 in der EU-Verordnung Nr. 834/2007 und Artikel 57 bis 62 in der EU-Verordnung Nr. 889/2008 geben die Regeln für die Kennzeichnung der Bio-Lebensmittel vor: Im Interesse der Verbraucher müssen Bio-Produkte von konventionellen Produkten klar unterscheidbar gemacht werden. Also hat der Handel beschlossen, loses Bio-Gemüse und Bio-Obst in Plastik zu verpacken. Die Folge: in Plastik verschweißte Gurken.

Hierzu der Handelskonzern REWE: „Hauptsächlich werden Bio-Produkte bei uns verpackt, um den Kunden eine sichere und unverwechselbare Trennung dieser Produkte von konventionellen Produkten zu garantieren. Vielleicht macht ein Beispiel deutlich, warum das nötig ist: Ein Kunde greift im Markt zu einer konventionellen Gurke, entscheidet sich später aber für eine Bio-Gurke und legt die konventionelle Gurke zu den anderen Bio-Gurken. Dann hätten die nachfolgenden Kunden keine Möglichkeit, zwischen konventionell und ‚bio' zu unterscheiden. Auch an der Kasse könnte es ohne separate Kennzeichnung zu Komplikationen kommen" (Dallmus 2013)

Auf Bio-Wochenmärkten oder im reinen Bio-Supermarkt müssen Bio-Lebensmittel deshalb auch nicht extra in Plastik verpackt werden. Hier gibt's keine anderen Produkte, sodass eine Verwechslung ausgeschlossen ist.

Es ist kaum zu fassen, welche Dinge wir weltweit in Supermärkten in Plastik verpackt entdecken. Vieles davon resultiert aus unserer Bequemlichkeit, zum Beispiel Melonenstücke, die essfertig in Plastik eingeschweißt werden. Hier sind einmal die absurdesten Verpackungen für Lebensmittel aufgelistet, die die extremen Auswüchse unseres gedankenlosen Plastikkonsums aufzeigen:

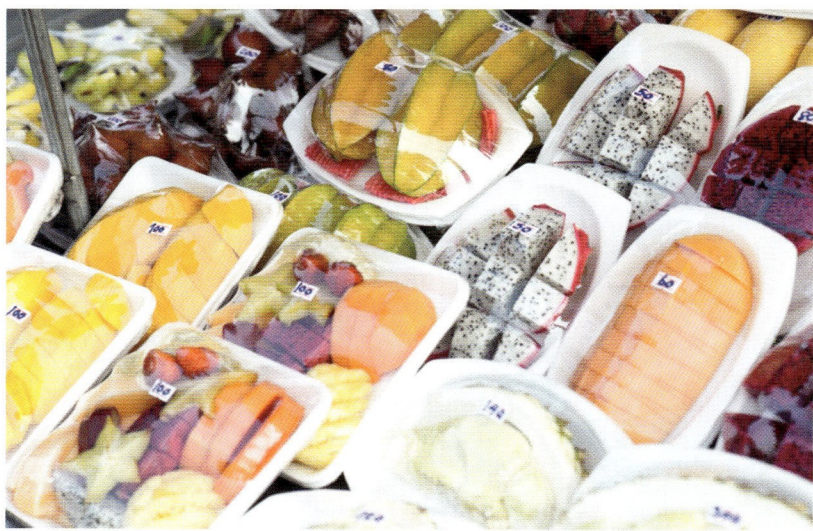

Geschältes und essfertig portioniertes Obst in Plastik verpackt

- **Geschälte Orangen und Mandarinen in Plastikbehältern** wurden in einem Supermarkt in Kalifornien angeboten. Obwohl die Orange bereits eine schützende Schale besitzt, wird diese entfernt und die geschälte Orange mit Plastik geschützt. Sinnfrei? Nein. Dem Verbraucher wird das Schälen erspart. Laut Handel liebt der Verbraucher Bequemlichkeit. Eine extreme Art des Essens „to go". Es geht noch „besser":
- In einem Supermarkt wurden **Kakis und Äpfel, aber auch Orangen und Zitronen einzeln in Plastikfolie eingeschweißt,** obwohl sie von

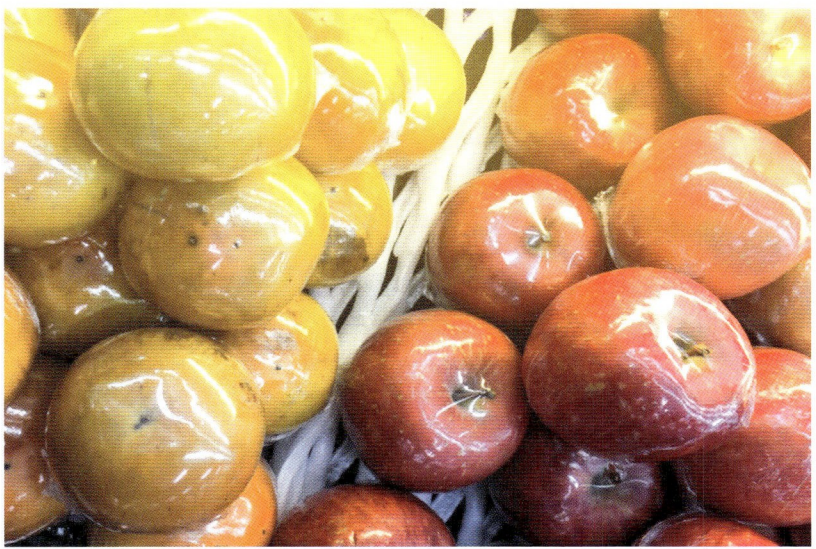

Natur aus eine robuste Schale haben. Hier stellt sich ganz klar die Sinnfrage.

- **Geschnittene, essfertige Apfelscheiben in einer Plastiktüte** verpackt – bei einer bekannten Fastfood-Kette. Warum bitte die Äpfel nicht ganz lassen, verpackt in ihrer eigenen Schale?
- **Hart gekochte und geschälte Eier in Plastikschalen** wurden in einem Supermarkt in Thüringen gesehen. Auch hier wird die natürliche Schale entfernt und durch eine künstliche Verpackung ersetzt. Offensichtlich, weil es manchen Kunden zu unbequem ist, die Schale von den Eiern zu pellen.
- **Cola-Dosen einzeln in Plastikschalen verpackt**. Das gibt es tatsächlich in China in einem Supermarkt, aber auch in Japan und in New York ist es durchaus üblich, dass Getränkedosen zusätzlich in Plastik verpackt sind. Erklärt wird das mit Hygienegründen, denn sonst kann jeder diese Dosen anfassen, die der Verbraucher dann mit dem Mund berührt. Aber: Irgendwie müssen die Dosen ja – ebenfalls mit Berührung – in die Plastikschalen gekommen sein …?

- **Trink-Kokosnüsse in Plastik eingeschweißt** kann man in München kaufen. Erklärung des Handels: Die jungen, grünen Trink-Kokosnüsse werden einige Monate früher geerntet, ihnen wird also nicht genug Zeit gelassen, die robuste braune Schale auszubilden. Stattdessen werden sie in Plastik verschweißt.
- **Einzelne Bananen *mit* Schale in Plastikschalen** wurden in einer Supermarktkette in England gesichtet und in den USA zum Beispiel bei *Starbucks*. Der Sinn entzieht sich hier vollkommen.
- **Süßkartoffeln einzeln in Plastikfolie eingeschweißt** gibt es in einem Supermarkt in Idaho. Dank Folie sollen die Kartoffeln nach wenigen Minuten in der Mikrowelle wie Ofenkartoffeln schmecken.

Tipps: *Nutzen Sie Ihre Macht als Kunde und kaufen Sie möglichst unverpackte Ware! Oder lassen Sie sich mit einer regionalen Obst- und Gemüsekiste die Waren nach Hause liefern.*

„Aber wir recyceln doch!"

„Na und, der ganze Plastikmüll ist doch nicht unser Problem in Deutschland – bei uns landet Plastik in der Wertstofftonne und wird recycelt ..." So mögen viele denken. Allerdings ist es immer noch so, dass Plastikmüll überwiegend verbrannt und eben nicht recycelt wird. Glas und Papier lassen sich nahezu vollständig recyceln. Bei Kunststoffen sieht das anders aus: Gerade die vielfältigen Eigenschaften von Plastik machen die Wiederverwertung zum Problem.

So werden in Deutschland zwar mehr als 90 Prozent des Plastikmülls wieder eingesammelt; das ist sicher vorbildlich, aber nur 43 Prozent der Kunststoffe aus der Wertstofftonne werden recycelt und wiederverwendet. Der Rest landet in einer Müllverbrennungsanlage. Viele Städte favorisieren sogar die Verbrennung, weil sie damit die Müllmenge reduzieren und Energie erzeugen können. Aber die Asche und

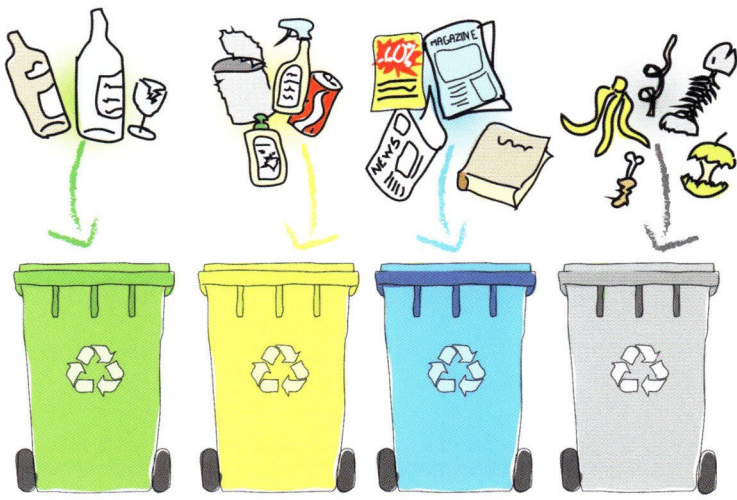

die Schlacke müssen zum Teil aufwendig als Sondermüll entsorgt werden. Abgesehen davon werden wertvolle Rohstoffe vernichtet.

Im Übrigen sind wir im europäischen Vergleich tatsächlich Spitzenreiter im Recycling – Deutschland ist allerdings auch das Land, das den meisten Plastikmüll produziert.

Kunststoffabfälle aus der Wertstofftonne werden in einer Müllsortierungsanlage sortiert und nach den verschiedenen Sorten exakt getrennt. Und hier bleibt ein großer Teil des Plastikmülls auf der Strecke: weil die Sortieranlagen manche Kunststoffe einfach nicht erkennen. Diese Kunststoffe werden – beschönigend ausgedrückt – dem „thermischen Recycling" zugeführt, was nichts anderes heißt, als dass sie zu sogenannten Ersatzbrennstoffen verarbeitet werden. In Form gepresster Briketts werden sie zum Beispiel in Zementwerken als Ersatz für Kohle und Gas verbrannt. Insgesamt gelangen circa 60 Prozent des Plastikmülls in die Verbrennung und belasten so die Umwelt.

Ein Grund für die Aussortierung ist die schwankende Qualität der Plastikverbindungen. Besonders Mischkunststoffe mit verschiedenen Plastiksorten, die sich nur schwer trennen lassen (wie Chipstüten, Zahnpastatuben oder Joghurtbecher) überfordern die Recyclingbetriebe.

Joghurtbecher zum Beispiel sind mit einem Aluminiumdeckel oder mit nicht wasserlöslichen Etiketten versehen. Damit die Sortieranlagen daran nicht scheitern, ist eine saubere Trennung der Kunststoffe wichtig: Der Konsument sollte etwa vor dem Entsorgen die Aluminiumdeckel von den Plastikbechern abziehen und Deckel von Getränkekartons abschrauben. Auch sollten Verpackungen möglichst trocken entsorgt werden, damit die Sortieranlage die Kunststoffe erkennen kann.

Tipp: Achten Sie auf sorgfältige Mülltrennung, damit Plastik von der Sortieranlage als Wertstoff erkannt und wiederverwertet werden kann.

„Take away" und „to go" – Müll zum Mitnehmen

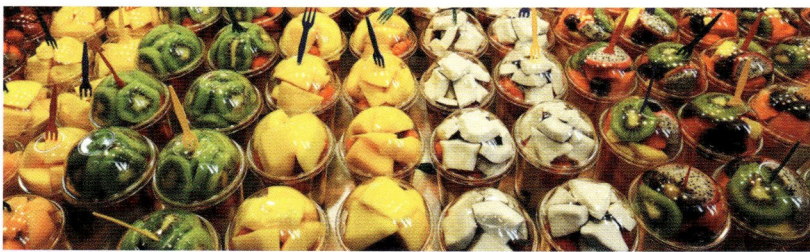

Die Plastiktüte gilt als Symbol der Konsumgesellschaft. Jährlich werden weltweit alleine 600 Milliarden (!) Plastiktüten hergestellt und – meist nach nur kurzer Benutzung – weggeworfen. Ein weiterer Grund für die wachsenden Mengen an Verpackungsmüll ist der gedankenlose Gebrauch von „Einweg-Plastik" im Alltag. Der Trend zu *Fast Food* (Speisen und Getränke zum Mitnehmen) kennzeichnet unseren Lebensstil. In unseren Städten gehören Menschen mit Pappbechern in der Hand längst zum Straßenbild. Der schnelle Kaffee für unterwegs –

coffee to go – ist das Accessoire des immer erreichbaren und stets beschäftigten, erfolgreichen Stadtmenschen. Der Kaffeebecher in der Hand ist beliebt und das hat verheerende Folgen für die Umwelt: 320 000 Kaffeebecher landen nach Angaben der Deutschen Umwelthilfe (DUH) bundesweit jede Stunde im Müll. Damit hat der Becher sogar die Plastiktüte als Abfallverursacher im Alltag überholt. Und was vielen nicht bewusst ist: Die Pappbecher sind innen kunststoffbeschichtet, damit sie sich bei Kontakt mit der Flüssigkeit nicht vollsaugen. Daher können sie aber auch nur schwer recycelt werden und landen letztendlich in der Müllverbrennung. Damit befinden sie sich in „guter Gesellschaft" mit den 3 Milliarden (!) Kaffeekapseln, die allein in Deutschland pro Jahr verbraucht werden – ein fragwürdige Geschäftsidee, der kritische Kunden leicht Einhalt gebieten könnten.

Einwegverpackungen sind Ausdruck unserer Wegwerfgesellschaft. Wir nutzen diese Gegenstände nur wenige Minuten, aber in der Umwelt bleiben sie teilweise 100 Jahre lang erhalten. Die nur minutenlange Nutzung von Einweg-Plastikartikeln wie Plastiktüten, Flaschen, Deckeln, Bestecken, Bechern oder Strohhalmen ist – mit Verlaub gesagt – ökologischer Irrsinn. Längst haben wir die Kontrolle über die Auswirkungen unseres Konsumverhaltens verloren. Gekrönt wird das Ganze noch von Erfindungen wie Plastikteebeutel oder „Göffel" (eine Kombination aus Plastikgabel und -löffel). Diese Unsitte der Einwegprodukte, die aus unserer Bequemlichkeit resultiert, fördert neben Bergen an Plastikmüll giftige Herstellungsmethoden, die Freisetzung giftiger Chemikalien in Böden, Luft und Wasser und das Eindringen dieser Chemikalien in unsere Nahrungskette.

Auf der anderen Seite können schon beim Benutzen insbesondere der kunststoffbeschichteten Kaffeebecher gesundheitsschädliche Wirkungen eintreten. Die Beschichtung enthält perfluorierte Polymere, die sich im Körper nur langsam abbauen; die Plastikdeckel bestehen meistens aus Polystyrol, das sich auf den Hormonhaushalt auswirken könnte. Wie gesundheitsschädlich diese Stoffe tatsächlich sind, ist umstritten. Vorsorglich sollten aus diesen Bechern jedenfalls keine heißen Getränke mit einem gewissen Fettgehalt getrunken werden, denn durch Hitze und Fette lösen sich die im Kunststoff gebundenen Chemikalien und können in das Getränk übergehen.

Tipps: *Besorgen Sie sich für unterwegs einen schicken, wiederverwendbaren Thermobecher (aus Edelstahl oder Porzellan) oder trinken Sie Ihren Kaffee einfach in Ruhe vor Ort.*

Vorbildlich: Supermarktketten verbannen die Plastiktüten

Seit Juli 2016 besteht eine Selbstverpflichtung des deutschen Einzelhandels, für Plastiktüten Gebühren zu erheben. Das geht Umweltschützern jedoch nicht weit genug. Glücklicherweise gibt es aber immer mehr Lichtblicke, etwa die erfolgreiche Kooperation des NABU mit der REWE-Group: REWE hat als erster deutscher Lebensmittelhändler die Plastiktüten flächendeckend aus allen Filialen verbannt und setzt auf Mehrfachnutzung von alternativen Tragetaschen aus Baumwolle und Jute, Papiertüten, Permanenttaschen aus Recyclingmaterial und Einkaufskartons. Durch diese Aktion landen pro Jahr circa 140 Millionen Plastiktüten *weniger* im Müll. Nicht betroffen sind zunächst die kostenlosen und farblosen kleinen Plastiktüten für Obst und Gemüse; auch hier soll aber nach Alternativen gesucht werden.

Der NABU als mitgliederstärkster Naturschutzbund in Deutschland berät und begleitet das Nachhaltigkeitsengagement von REWE bereits seit 2009 als unabhängige Instanz. Die Kooperation zwischen NABU und REWE bezieht sich dabei nicht nur auf das Thema Mehrwegtragetaschen, sondern auch auf ein nachhaltigeres Kaufverhalten, Arten und Meeresschutz und auf einen umweltverträglicheren Umgang mit natürlichen Ressourcen.

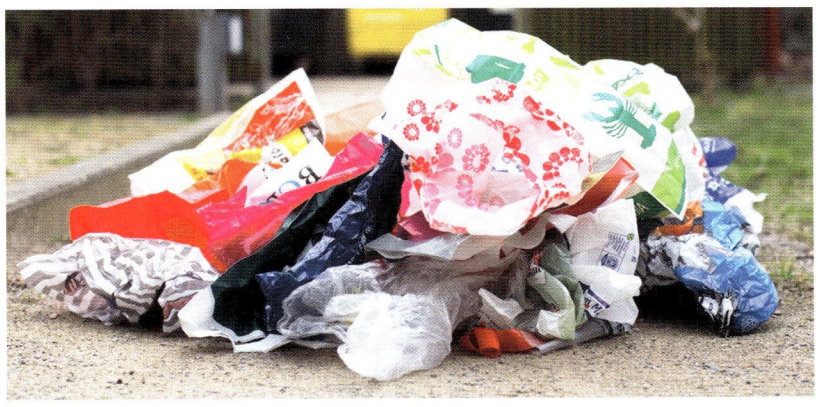

Auch die Supermarktkette REAL, die Discounter PENNY (REWE-Group) und LIDL sowie der Textildiscounter KiK haben den Verzicht auf Plastiktüten bereits beschlossen und setzen stattdessen auf Papier, Kartons und Mehrwegtaschen. ALDI will bis Ende 2018 die Einwegplastiktüten verbannen und ausschließlich Mehrwegtaschen anbieten.

Die REWE-Group geht sogar noch weiter und setzt auf komplette „Enthüllung". Im März 2017 startete ein Projekt, das auch die Plastikverpackungen bei Bio-Obst und Bio-Gemüse verbannen soll: Lebensmittel werden mit Lasertechnik beschriftet. So werden Umverpackungen überflüssig, die lediglich Verwechslungen zwischen Bio-Ware und konventionellen Lebensmitteln ausschließen sollen. Die ersten Produkte sind Avocados und Süßkartoffeln, die bei REWE und PENNY mit dem natürlichen Label versehen werden – ohne Plastik, Farben und Klebstoff. Ein Laser trägt kontaktfrei Pigmente der äußersten Schale ab und stanzt so ein Logo und weitere Informationen auf die Oberfläche der Ware.

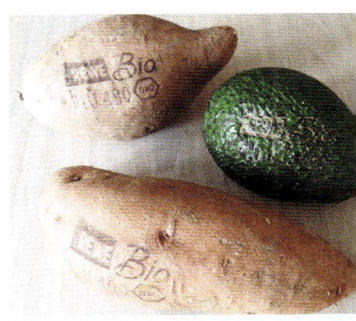

Laser-Etikettierung auf der Schale von Bio-Süßkartoffeln und Bio-Avocados

Der zur REWE-Group zugehörige Discounter PENNY verkauft zukünftig nur noch Bananen, die nicht in Plastik eingeschweißt sind, und verwendet stattdessen Banderolen. *„Mit den Bananen stellen wir einen echten Volumenartikel um. Jährlich verkaufen wir rund 35 000 Tonnen Bananen. Dank Banderole werden wir nun 6,4 Millionen Quadratmeter weniger Plastikfolie verbrauchen"*, erklärt Stefan Magel, COO PENNY.

Die Notwendigkeit zu handeln scheint nun endlich auch den größten Verursachern bewusst geworden zu sein. Das sind sehr positive Nachrichten und man kann nur hoffen, dass auch die übrigen Handelsketten mitziehen.

Regelungen zu Plastiktüten im internationalen Vergleich

Plastiktüten werden als Symbol einer Wegwerfmentalität betrachtet. Sie sind eine der Hauptursachen für den Plastikmüll in der Umwelt und in den Meeren. Viele Länder haben das erkannt und mit Gesetzen reagiert; im internationalen Vergleich sind die Plastiktüten auf dem Rückzug. Andere Länder tun sich jedoch schwer – und Deutschland gehört leider dazu.

- **Deutschland:** Es besteht eine freiwillige Selbstverpflichtung des Handels gegenüber dem Umweltministerium, nach der seit dem 1. Juni 2016 Plastiktüten nur noch kostenpflichtig abzugeben sind. Sie ganz abzuschaffen, ist für die meisten Handelsunternehmen derzeit aber noch undenkbar – bis auf REWE und einzelne Discounter. Die REWE-Group steht in Kooperation mit dem NABU und macht vor, wie es auch anders geht – Plastiktüten wurden aus allen Filialen verbannt. Die Bundesregierung möchte den Verbrauch von Plastiktüten bis Ende 2025 auf maximal 40 Stück pro Kopf und Jahr reduzieren. So schreibt es die EU vor.
- **Bangladesch** hat 2002 als erster Staat Plastiktüten verboten, da sie als Auslöser für die Überschwemmungen von 1988 und 1998 gesehen wurden. (Verstopfung der Abwasseranlagen)
- **Ruanda** und **Tansania:** Dort sind Plastiktüten seit 2005 beziehungsweise 2006 verboten. In Ruanda gibt es sogar eine „Plastiktüten-

Polizei", die mit strengen Strafen für ein plastiktütenfreies Ruanda sorgt.

- **Vereinigte Arabische Emirate:** Sie verkündeten ein Verbot für Plastiktüten ab 2013, inspiriert durch den Film PLASTIC PLANET, der auf dem Internationalen Filmfestival von Abu Dhabi gezeigt wurde.
- **Frankreich:** Ein landesweites Verbot von nicht kompostierbaren Plastiktüten gilt seit Januar 2010; ab 2017 sollen auch die dünnen Tüten für Obst und Gemüse verschwinden.
- **Italien:** Seit Januar 2011 ist die Vermarktung herkömmlicher Plastiktüten verboten, Bioplastiktüten zum Beispiel aus Maisstärke sind erlaubt.
- **Großbritannien:** Seit Oktober 2015 gibt es in weiten Teilen Großbritanniens eine Gebühr von 5 bis 7 Pence auf Plastiktüten.
- **Norwegen:** Dort gibt es noch kein Verbot, aber eine Abgabe von 10 Cent auf Plastiktüten.
- **China:** Plastiktüten wurden im Juni 2008 kostenpflichtig gemacht. Die dünnen Plastiktüten sind generell verboten. Bei Missachtung werden hohe Strafen auferlegt.
- **Indien:** Ende 2012 hat die indische Regierung für die Hauptstadt Neu-Delhi ein Verbot von Plastiktüten aller Art erlassen. Seit Januar 2017 ist auch Einwegplastik wie Chai-Becher, Geschirr und Besteck in Neu-Delhi verboten.
- **Marokko:** Der Verbrauch an Plastiktüten ist extrem hoch. Seit Juli 2016 ist die Produktion und Benutzung von Plastiktüten verboten. Unerwünschter Soforteffekt: Kurz bevor das Gesetz in Kraft trat, deckten sich marokkanische Geschäfte und Straßenhändler noch einmal „nachhaltig" mit Plastiktüten ein.
- **USA:** Regelungen gib es nur lokal, zum Beispiel ein Verbot von Plastiktüten in San Francisco oder Gebühren in Washington und Los Angeles. Hawaii war der erste US-Bundesstaat, der Plastiktüten generell verboten hat. Kein Wunder, denn die Strände der Insel werden regelmäßig von dem großen Pazifik-Müllstrudel beeinträchtigt.

- **Südafrika:** Seit 2003 dürfen Plastiktüten nicht mehr kostenlos verteilt werden.
- **Australien:** In einzelnen Bundesstaaten sind Plastiktüren verboten. Die Regierung hat vor, die Kunststofftüten mit einem Totalverbot abzuschaffen.
- **Neuseeland:** Plastiktüten werden weiterhin kostenfrei abgegeben.
- **Türkei:** Plastiktüten sind hier ein großes Umweltproblem. Dennoch werden die Tüten weiterhin kostenfrei abgegeben. Derzeit verwendet jeder Türke im Durchschnitt 1,2 Beutel pro Tag, von denen viele nicht richtig entsorgt werden.

Wenn Raupen Plastik fressen

Wissenschaftler suchen seit einigen Jahren nach Wegen, den Zerfall des extrem langlebigen Plastiks zum Beispiel auf Müllkippen zu beschleunigen. Der Erfolg ist bislang ausgeblieben, die Forscher fanden zwar einige Pilze und Bakterien, die Plastik zersetzen können – das geschieht allerdings nur sehr langsam und unter definierten Bedingungen.

Doch nun haben Forscher durch Zufall einen unerwarteten „Plastikfresser" entdeckt: Die Raupen der Wachsmotte *Galleria mellonella* können handelsübliche Plastiktüten aus dem elastischen Polyethylen (PE) verdauen. Federica Bertocchini vom Institut für Biomedizin und Biotechnologie der Universität Cantabria in Spanien stieß auf diese unerwartete Fähigkeit, als sie zufällig Löcher in einer Plastiktüte bemerkte, in der sich die Raupen befanden. Nach verschiedenen Experimenten stellte sich heraus, dass die Raupen das Polyethylen der Plastiktüten tatsächlich zersetzten und nicht nur zerkleinerten. Und das geschah in relativ kurzer Zeit: Etwa 100 Raupen fraßen bereits nach circa 40 Minuten erste Löcher in Plastiktüten und reduzierten das Plastik innerhalb von 12 Stunden immerhin um 92 Milligramm. (Bertocchini 2017)

Diese relativ hohe Zersetzungsgeschwindigkeit lässt auf zukünftige biotechnologische Anwendungen hoffen. In weiteren Forschungen sollen die Enzyme oder Moleküle der Raupen isoliert werden, die für die Zersetzung des Plastiks verantwortlich sind. Diese könnte man dann in großem Umfang produzieren und nutzen, um Plastikmüll schneller abzubauen.

Neue Verkaufsformen – eine Trendwende?

Auch das Einkaufen *unverpackter* Waren, ein neues Verkaufskonzept aus den USA und vielen anderen Ländern, kommt nun nach Deutschland: „Bulk Shopping" – ein neuer Trend, der sich zu etablieren scheint. Immer häufiger eröffnen kleine Supermärkte, die Einkaufen unverpackter Produkte anbieten. Die lose Ware wird aus großen Behältern (engl.: *bulk bins*) nach Menge verkauft. Dieses Konzept eignet sich vor allem für Trockenwaren und Flüssigkeiten. Getreide und

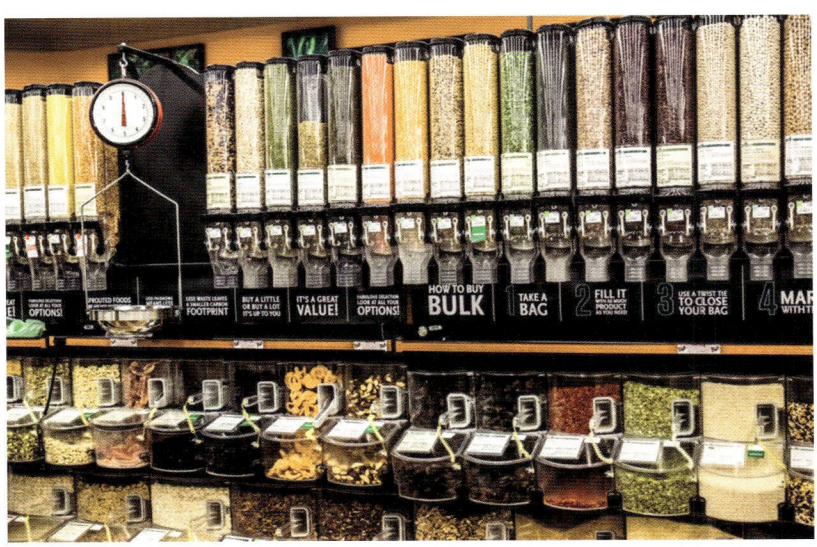

Trockenfrüchte, Hülsenfrüchte, Nudeln, Reis, aber auch Speiseöle, Essig, Wasch- und Reinigungsmittel werden vom Kunden je nach benötigter Menge abgefüllt.

Und so funktioniert das: Entweder bringt der Kunde eigene Behälter oder kleine Beutel mit oder er nutzt angebotene Mehrwegbehältnisse. Die eigenen Behälter werden vor dem Einkauf gewogen. Dann füllt der Kunde die gewünschte Menge in die Behältnisse und geht zur Kasse. Der Kassierer wiegt die gefüllten Behälter und zieht das Eigengewicht ab. Der Kunde bezahlt nur für die jeweilige Menge des Produktes, nicht aber für Verpackung. Dadurch wird die Umwelt vor unnötigen Belastungen geschützt und der Einkauf von unnötig großen Packungen (= Verschwendung) wird vermieden. Viele der angebotenen Waren kommen aus der Region. Einige Produkte können günstiger angeboten werden als im Supermarkt, weil die Verpackung wegfällt oder weil die Produkte in großen Mengen eingekauft werden (zum Beispiel Nüsse oder Getreide). Die genaue Kontrolle des Kunden über die gewünschte Menge macht diese Art des Einkaufens noch günstiger. Andere Waren wie Bio-Fleisch oder Bio-Milchprodukte sind meistens teurer als im Supermarkt. Außerdem ist die Produktvielfalt im Supermarkt sicherlich größer.

Ob verpackungsfreie Supermärkte tatsächlich ein zukunftsweisender Trend sind, wird sich noch zeigen. Im Anhang finden Sie eine deutschlandweite Liste mit verpackungsfreien Geschäften.

7. Wie Sie Plastik und darin enthaltene Chemikalien vermeiden können

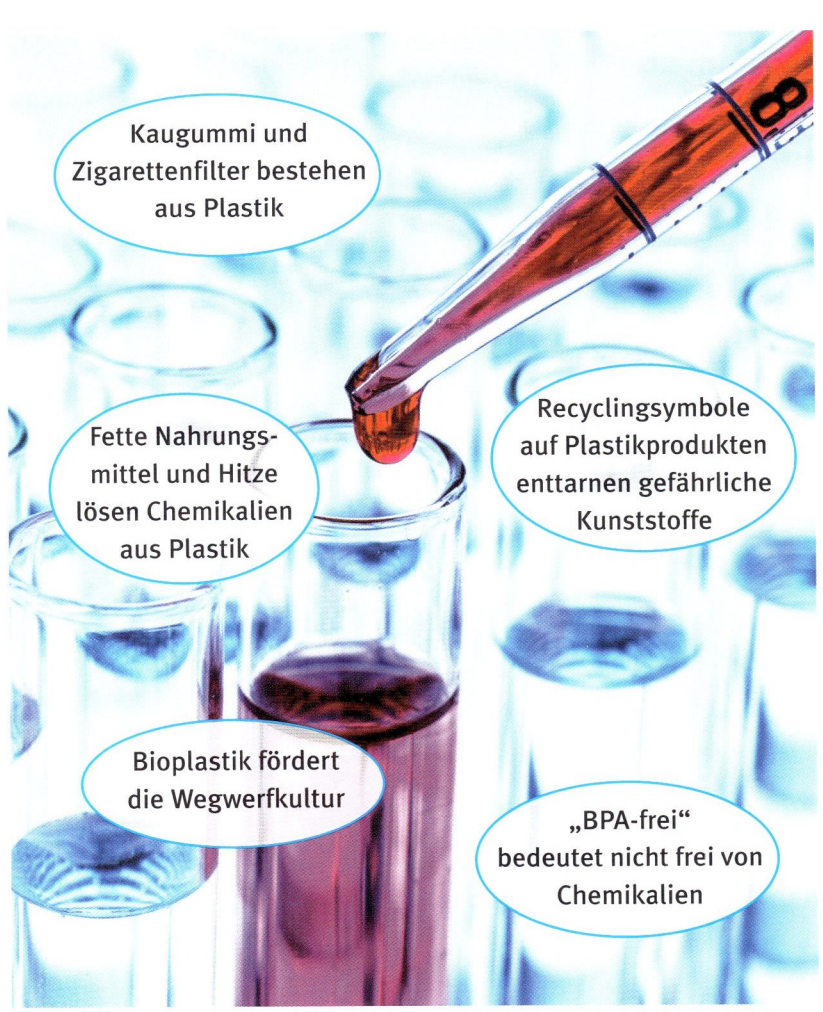

Kaugummi und Zigarettenfilter bestehen aus Plastik

Fette Nahrungs-mittel und Hitze lösen Chemikalien aus Plastik

Recyclingsymbole auf Plastikprodukten enttarnen gefährliche Kunststoffe

Bioplastik fördert die Wegwerfkultur

„BPA-frei" bedeutet nicht frei von Chemikalien

Stellen Sie die Giftfrage!

Seit Juni 2007 ist die REACH-Verordnung in Kraft. REACH (*Registration, Evaluation, Authorisation and Restriction of Chemicals*) ist eine EU-Chemikalienverordnung, die auf dem Grundsatz der Eigenverantwortung der Industrie beruht. Sie soll ein hohes Schutzniveau für Mensch und Umwelt sicherstellen.

Gemäß REACH müssen Hersteller, Importeure und nachgeschaltete Anwender die verwendeten Chemikalien registrieren und eine Risikobewertung durchführen. Die Beweislast – ob eine Chemikalie gesundheitsgefährdend ist oder nicht – obliegt der Industrie. Mit anderen Worten: Nicht die Behörden müssen (wie zuvor) nachweisen, dass eine zugelassene Chemikalie gefährlich ist, um ein Verbot zu erreichen – vielmehr muss die Industrie belegen, dass die Chemikalie ungefährlich ist, damit sie vermarktet werden kann. Die REACH-Verordnung gilt als eines der strengsten Chemikaliengesetze der Welt.

Dank REACH gibt es nun auch ein Auskunftsrecht für Verbraucher; sie sollen Informationen über Chemikalien in Produkten erhalten. Händler, Hersteller und Importeure müssen über besonders besorgniserregende Chemikalien in ihren Produkten Auskunft geben, wenn der Verbraucher eine entsprechende Anfrage stellt – unabhängig davon, ob das Produkt gekauft wird oder nicht.

Also fragen Sie nach! Zum Beispiel über das Online-Formular auf www.reach-info.de. Sie müssen dafür nur die Artikelnummer des Produkts eingeben, die unter dem Strichcode zu finden ist. Oder Sie nutzen die ToxFox-App vom BUND und scannen den Barcode mit Ihrem Smartphone. Diese App gibt es unter www.bund.net/giftfrage. Solche Anfragen geben Ihnen Sicherheit und signalisieren den Herstellern, dass Sie keine giftigen Chemikalien in Alltagsprodukten haben wollen.

Wie der Recyclingcode hilft, bedenkliche Kunststoffe zu meiden

Für uns als Verbraucher ohne chemische Fachkenntnisse ist es schwierig, bedenkliche von unbedenklichen Plastikprodukten zu unterscheiden, denn die chemischen Bestandteile der Kunststoffe sind Firmengeheimnis und müssen nicht deklariert werden. Es gibt aber einen Code, der uns helfen kann, bedenkliche Kunststoffe zu meiden. (Siehe Abbildung) Dieser Plastikcode ist ein Recyclingcode, mit dem die meisten Kunststoffe gekennzeichnet sind. Der Code hilft den Recyclingunternehmen, Kunststoffe sachgerecht in den Wiederverwertungskreislauf zurückzuführen. Er besteht aus dem Recyclingsymbol (drei Pfeile) und einer Nummer, die das Material kennzeichnet. Meistens wird darunter noch ein Kürzel angegeben, das die Werkstoffgruppe nennt. Schauen wir uns die möglichen Inhaltsstoffe von Plastikprodukten einmal genauer an:

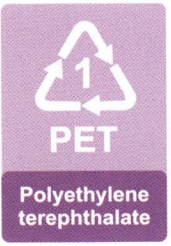 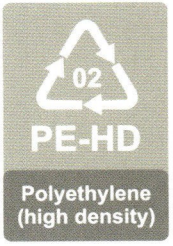 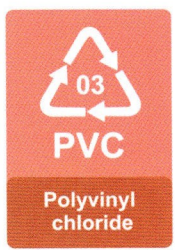 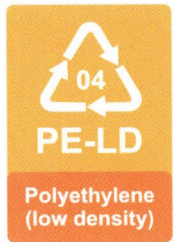

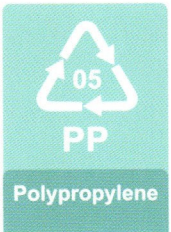 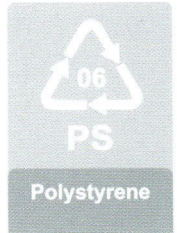 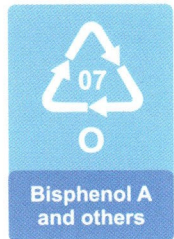

PET (Polyethylenterephthalat) – Recyclingcode 1: vermeiden!

PET wird genutzt für: Ein- und Mehrwegflaschen, Unterlagen und offene Umverpackungen für Getränkedosen (zum Beispiel Sixpack-Ringe), Schalen für Fertiggerichte, frisches Gemüse oder Obst und für Vakuumverpackungen und Polyesterfasern. PET enthält zwar keine Phthalate, es kann jedoch hormonell wirksame Stoffe abgeben. Experten wie der Toxikologe Professor Gilbert Schönfelder vom *Bundesinstitut für Risikobewertung* warnen vor möglichen Langzeitfolgen. Manche PET-Flaschen sind nicht mit dem Recyclingcode auf dem Flaschenboden gekennzeichnet; bei ihnen ist nicht bekannt, wie sie produziert wurden und welche Chemikalien enthalten sind. PET-Flaschen geben mit der Zeit Acetaldehyd ab, das von der EU inzwischen auf die Liste der Substanzen mit Verdacht auf krebserregende Wirkung gesetzt wurde.

PE (Polyethylen) – Recyclingcodes 02 und 04

PE ist der am häufigsten hergestellte Kunststoff. Er wird in Form von stabilem Hart-Polyethylen (PE-HD, *High Density*, Recyclingcode 02) verwendet, zum Beispiel für Getränkekästen, Eimer, Reinigungsmittelflaschen oder Rohre, oder als Polyethylen mit geringer Dichte PE-LD (*Low Density*, Recyclingcode 04). PE-LD hat in der Nahrungsmittelindustrie ein breites Einsatzgebiet, etwa in Frischhaltefolien, Innenbeschichtungen von Milchkartons oder Plastiktüten.

PE gilt nicht als gesundheitsgefährdend, enthält keine Weichmacher, ist aber wegen seiner Langlebigkeit massiv umweltbelastend. In den Meeren zerfällt es zu Mikroplastik und bindet Gifte, die in die Nahrungskette gelangen können und indirekt unsere Gesundheit belasten.

PVC (Polyvinylchlorid) – Recyclingcode 03: unbedingt vermeiden!

PVC ist in seiner Ausgangsform hart und spröde (Fensterrahmen, Dachrinnen, Abflussrohre), kann aber durch Weichmacher als Zusatzstoff elastisch gemacht werden. Weich-PVC wird genutzt für Schläuche oder Kabel, Duschvorhänge, Schlauchboote, Schwimmreifen, Vinyl-tapeten, Fußbodenbeläge, Kunstleder oder Kinderspielzeug. Als PVC-Paste kann es auf Regenmäntel oder Schaumstoffe (Polstermöbel) aufgetragen werden.

PVC verursacht von der Herstellung bis zur Entsorgung massive Gesundheits- und Umweltprobleme. Bei der Herstellung wird Vinyl-chlorid verwendet, das als krebserregend eingestuft ist. Weich-PVC ist wegen der darin enthaltenen Weichmacher (Phthalate) bedenklich. Diese sind im Kunststoff nicht fest gebunden und reichern sich in der Luft und im Hausstaub an oder können über die Verpackung in Nah-rungsmittel gelangen. Laut Umweltbundesamt nimmt der mensch-liche Organismus PVC-Weichmacher in höheren Mengen auf als bisher angenommen. Alle Phthalate gelten als höchst gesundheitsgefähr-dend, weil sie das Hormonsystem beeinflussen und die Fortpflanzung oder Entwicklung schädigen. Besonders gefährdet sind Kinder, deren Organismus sich noch entwickelt. Sie nehmen über Spielzeug und Fußbodenbeläge vermehrt Phthalate auf. Weitere mögliche Wirkun-gen: Schädigungen der Leber, des Nerven- und Immunsystems, ver-mehrtes Auftreten von Insulinresistenz und Übergewicht.

PP (Polypropylen) – Recyclingcode 05

PP gehört zu den mit am meisten verwendeten Kunststoffen bei Lebensmittelverpackungen (Folien und Becher für Milchprodukte oder Flaschenverschlüsse). Im Vergleich zu anderen Kunststoffen enthält Polypropylen weniger bedenkliche chemische Zusatzstoffe, ist aber wegen seiner Langlebigkeit massiv umweltbelastend.

PS (Polystyrol) – Recyclingcode 06

Polystyrol wird genutzt für Einwegbecher, Deckel für To-go-Becher, Ein-malbesteck oder Joghurtbecher, Verpackungen für Kaffeesahne und Süßwaren. Aufgeschäumtes Polystyrol (Styropor) dient als Dämmstoff oder Verpackungsmaterial oder als Schale für Fisch, Fleisch, Obst und Gemüse.

Bei der Herstellung von PS kommen das giftige Benzol und das unser Erbgut verändernde Styrol zum Einsatz.

PC (Polycarbonat) – Recyclingcode 07: unbedingt vermeiden!
Polycarbonat wird verwendet in Trinkflaschen, Mikrowellengeschirr, Küchengeräten, Brillengläsern, als Rohstoff für CDs und in Thermopapier von Kassenzetteln. Seit bekannt ist, dass aus Polycarbonat das hormonell wirksame Bisphenol A (BPA) freigesetzt wird, ist die Verwendung im Lebensmittelbereich rückläufig. Seit 2011 ist die Verarbeitung von Polycarbonat in Babyflaschen EU-weit verboten.

Warum „BPA-frei" nicht unbedingt besser ist

Mittlerweile ist es auch bei vielen Verbrauchern angekommen, dass der Zusatzstoff Bisphenol A aus Plastik schädlich sein kann – immer mehr Studien werden veröffentlicht, die das belegen. Der Markt reagiert und so werden immer mehr BPA-freie Produkte angeboten. Wer etwa in Online-Shops Plastiktrinkflaschen oder kaufen möchte, stößt immer öfter auf den Vermerk „BPA-frei". Doch damit wiegt man die Verbraucher in falscher Sicherheit, denn der Begriff assoziiert zunächst: „Dieses Plastik ist gesundheitlich unbedenklich." Eine neue Studie erhärtet jedoch den Verdacht, dass die Ersatzstoffe für BPA mindestens genauso schädlich sind. Wenn Unternehmen auf BPA verzichten, setzen sie als Alternative oft Bisphenol S (BPS) ein, doch diese Chemikalie unterscheidet sich nur wenig von BPA.

Bei solchen Flaschen wird sehr oft mit „BPA-frei" geworben.

Bisphenol S: ebenso schädlich wie Bisphenol A
In der Studie der *School of Medicine* an der Universität von Kalifornien wurden Zebrafischembryonen erst BPA und danach den gleichen Mengen BPS ausgesetzt. Das Ergebnis war erschreckend: Sowohl BPA als auch der Ersatzstoff BPS wirkten sich auf die Embryonalentwicklung der Fische aus. Die Larven schlüpften deutlich schneller und die Embryonen entwickelten

sich schneller als normal. Außerdem erhöhte sich die Zahl der für die Reproduktion zuständigen Gene und Nervenzellen in den Embryonen. (Wayne 2015) BSA wie auch BPS beeinflussten also das Hormonsystem der Fische. Beide Chemikalien wirken ähnlich, die als Alternative eingesetzte Chemikalie Bisphenol S in Plastikprodukten ist somit nicht ungefährlicher als Bisphenol A.

Umweltmediziner und Verbraucherschützer raten dazu, auf eindeutige Kennzeichnungen wie „Bisphenol-frei" zu achten. Erst dann kann man sicher sein, dass weder Bisphenol A (BPA) noch Bisphenol S (BPS) verwendet wurde.

Alternativen zu Plastik und ihre Ökobilanzen

Bei Alternativen zu Kunststoffen werden meist die Ökobilanzen betrachtet. Dabei werden die Umweltbelastungen auf dem gesamten „Lebensweg" eines Produktes analysiert, von der Herstellung über die Nutzung bis zur Entsorgung.

Generell kann man sagen, dass Mehrwegprodukte immer eine bessere Ökobilanz haben als Einwegprodukte. Papier, Baumwolle und Glas haben den Vorteil, dass sie aus unproblematischen Rohstoffen bestehen, während Plastik ein Erdölprodukt ist. Doch wie sieht es im direkten Vergleich der Ökobilanzen aus?

Vergleich von Plastiktüten mit Papiertüten

Für die Herstellung von Papiertüten wird fast doppelt so viel Energie benötigt wie für Plastiktüten. Dazu kommt die höhere Belastung der Umwelt durch Stickoxide und andere Chemikalien, mit denen die Zellstofffasern behandelt werden. Und man kann Papiertüten nicht so oft wiederverwenden, weil sie nicht so reißfest sind. Insgesamt ist die Ökobilanz der Papiertüte nicht besser als die der Plastiktüte.

Vergleich von Plastiktüten mit Baumwollbeuteln

Für die Herstellung der Baumwolltaschen wird noch mehr Energie verbraucht als für Papiertüten und die Emissionswerte sind noch höher. Baumwollbeutel haben nur dann eine bessere Ökobilanz als Plastiktüten, wenn sie *oft* wiederverwendet werden: Nach 30 Mal Einkaufen mit dem Baumwollbeutel ist seine Ökobilanz besser als die der Plastiktüte.

Vergleich von Plastikflaschen mit Glasflaschen

Grundsätzlich haben Mehrwegflaschen eine bessere Ökobilanz als Einwegflaschen. Mehrwegflaschen aus Glas werden im Durchschnitt über 50 Mal wieder befüllt, Plastikflaschen nur bis zu 25 Mal. Plastik ist leichter als Glas, deshalb wird beim Transport von Plastikflaschen weniger Sprit verbraucht. Auch der Herstellungsaufwand und die Emissionswerte sind bei Plastikflaschen geringer. Bei Mehrwegflaschen hat deshalb die Mehrweg-Plastikflasche eine bessere Ökobilanz als die Glasflasche. Um lange Transportwege bei Glasflaschen zu vermeiden, sollten grundsätzlich regionale Produkte gekauft werden. Es muss nicht unbedingt das Mineralwasser aus Italien oder ein stilles Wasser aus Frankreich sein, wenn es in Deutschland ebenso gute Produkte gibt!

Aber unabhängig davon, wie gut die Ökobilanz ist, man muss sich entscheiden, auf was man den Schwerpunkt legen will: Plastik ist nicht biologisch abbaubar und bleibt, wenn es in die Umwelt gelangt, als giftiger Müll teilweise über Jahrhunderte erhalten. Die Recyclingquote von Plastik ist nicht gut. Wenn es dem Recycling zugeführt wird, dann wird mehr als die Hälfte des Plastikmülls aussortiert und verbrannt.

Glas besteht aus Sand, Soda, Kalk und Pottasche. Das sind natürliche Materialien, aber wenn es in die Umwelt gelangt, wird Glas ebenfalls erst nach sehr langer Zeit abgebaut; es setzt dabei jedoch keine giftigen Stoffe frei. Außerdem hat Glas deutlich bessere Recyclingwerte als Plastik und gelangt daher als Müll seltener in die Umwelt.

Papier und Baumwolle sind biologisch abbaubar und zersetzen sich schnell, wenn sie in die Umwelt gelangen. Auch hier ist der Recyclingwert besser als bei Plastik.

Letztlich ist aber ein generelles Umdenken erforderlich: weg von der „Einwegkultur" und hin zum Fördern des Mehrwegsystems mit ungiftigen Materialien, die im besten Fall biologisch abbaubar sind!

Warum Bioplastik keine Alternative ist

Inzwischen gibt es viele Alltagsgegenstände aus Bioplastik, versehen mit Hinweisen wie „biologisch abbaubar" oder „kompostierbar". Dies sind zum Beispiel Mülltüten, Einwegbecher, Geschirr und Verpackungen. Die Alternative klingt vielversprechend, doch ist sie das tatsächlich?

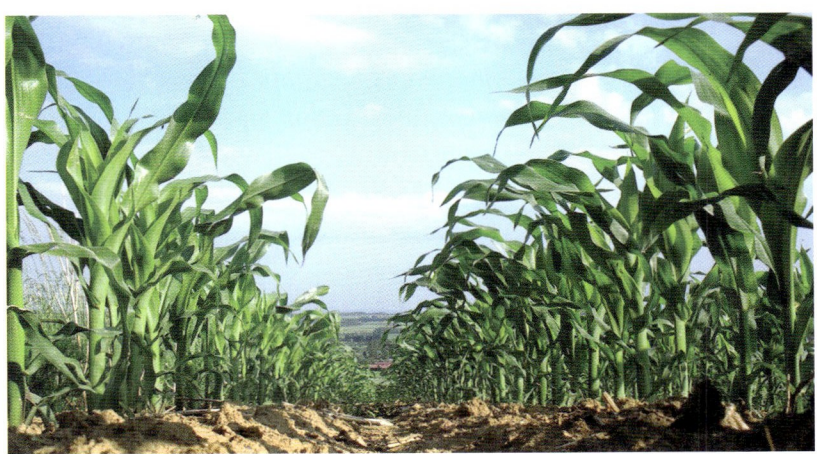

Maisfeld für die Produktion von Biokunststoffen

Eine klare Definition, was sich hinter „Bioplastik" verbirgt, gibt es nicht. Der Begriff ist gesetzlich nicht geschützt. Biokunststoffe können daher teilweise oder vollständig aus nachwachsenden Rohstoffen bestehen (biobasiert). Dies sind etwa Mais, Weizen, Zuckerrohr, Bambus, Kartoffeln oder Holz, mit denen stärke-, zellulose- oder PLA-basierte

Biokunststoffe produziert werden. Einige so hergestellte Kunststoffe sind biologisch abbaubar, andere nicht.

Unter „Biokunststoffen" versteht man zum anderen aber auch Kunststoffe auf Mineralölbasis, die chemisch so aufbereitet werden, dass sie ebenfalls biologisch abgebaut werden können. Der Begriff „nachwachsende Rohstoffe" fördert die Wegwerfkultur, denn er erweckt den Anschein, dass diese Ressourcen unbegrenzt verfügbar seien. Das ist jedoch falsch, denn die Produktion von Bioplastik – zum Beispiel aus Maisstärke – steht in Konkurrenz zur Nahrungs- und Futtermittelproduktion. Für den Anbau von Lebensmitteln gehen also wertvolle Anbauflächen verloren. Es gibt Forschungsansätze mit dem Ziel, Biokunststoffe aus anderen organischen Rohstoffen herzustellen, etwa aus Lebensmittel- oder Holzabfällen oder aus Garnelenschalen. Diese Ideen sind vielversprechend, die Entwicklung ist aber noch nicht ausgereift.

Auf dem Markt gibt es immer mehr Bioplastiktüten mit dem Aufdruck „kompostierbar" oder „100 Prozent abbaubar". Mit diesen vermeintlich umweltfreundlichen Plastiktüten wird der Kunde jedoch bewusst getäuscht, denn die Tüten zersetzen sich in der Natur genauso wenig wie normale Plastiktüten und in den Kompostieranlagen werden sie aussortiert und verbrannt. „Kompostierbar" darf sich Bioplastik dann nennen, wenn es innerhalb von 90 Tagen zu 90 Prozent in Teile kleiner als 2 Millimeter zerfällt. Dies geschieht allerdings nur unter den definierten Bedingungen von industriellen Kompostierungsanlagen. Aber auch dort werden Bioplastikbeutel in der Realität meistens verbrannt, denn sie bräuchten viel zu lange, bis sie zerfallen. So lange lagert der Biomüll aber nicht und die Tüten werden aussortiert. Auf den heimischen Komposthaufen sollten sie auf keinen Fall geworfen werden, denn dort zersetzen sie sich gar nicht oder erst nach langer Zeit. „Bioplastik" ist also nicht die Lösung für die Probleme mit Plastik.

Häufige Denkfehler, die Plastikreduzierung verhindern

„Ich recycle meinen Plastikabfall, der landet in der gelben Tonne/im gelben Sack und wird wiederverwertet. Das Problem liegt nicht bei uns Deutschen, denn wir haben ein gut funktionierendes Recyclingsystem."

Es stimmt: Wir haben ein gut funktionierendes Recyclingsystem – das bezieht sich aber hauptsächlich auf das Recycling von Papier und Glas! Die wenigsten wissen, dass mehr als 50 Prozent der Abfälle aus der gelben Tonne nicht recycelt, sondern verbrannt werden, weil die Abfallsortieranlagen Mischkunststoffe nicht unterscheiden können. Im Übrigen sollte der Schwerpunkt grundsätzlich auf dem *Vermeiden* von Abfällen liegen statt auf Recycling.

„Wir leben nicht in der Nähe eines Meeres, also sind wir auch nicht für den Plastikmüll in den Meeren verantwortlich."

Richtig ist, dass große Mengen Plastikabfall in den Meeren durch die Schifffahrt verursacht werden – durch illegale Entsorgung der Abfälle und Netze oder durch verloren gegangene Ladungen. Außerdem entsorgen einige Länder ihren Müll direkt im Meer. Ein weiterer großer Teil der Plastikabfälle gelangt jedoch über die Flüsse in die Meere. Eine bisher wenig bekannte Quelle sind die Abwässer, denn dadurch gelangen Mikroplastikpartikel in die Flüsse. Diese stammen aus Synthetiktextilien oder aus Duschgel, Shampoos, Peelings und Kosmetikprodukten. Dieses Mikroplastik gelangt über die Abwässer in unsere Flüsse und auf diesem Weg ins Meer.

„Selbst wenn eine Plastiktüte in der Natur landet – irgendwann verrottet sie schon und stellt dann keine Gefahr mehr dar."

Das ist nicht richtig, denn Plastik verrottet nicht, ist biologisch nicht abbaubar und zerfällt nur nach langer Zeit in immer kleinere Teile. Konkret: Eine Plastiktüte braucht 10 bis 20 Jahre, bis sie zerfällt; eine PET-Flasche benötigt dafür sogar 450 Jahre. Und bei dem Zersetzungsvorgang werden nach und nach gesundheitsschädliche Chemikalien freigesetzt.

„Plastiktüten benutze ich nicht. Ich nehme immer meine eigenen Beutel und Taschen mit zum Einkaufen. Nur für loses Obst und Gemüse benutze ich die kleinen Plastikbeutelchen. Damit trage ich viel zur Plastikreduzierung bei."

Auf Plastiktüten zu verzichten ist ein allererster und wichtiger Schritt zur Plastikreduzierung. Das reicht aber noch nicht – es reicht höchstens zum Beruhigen des eigenen Gewissens. Die kleinen Plastikbeutel für Obst und Gemüse kann man sehr gut ersetzen durch dünne Baumwollbeutel, die man mitnimmt. Auf Plastikverpackungen sollte man beim Einkaufen generell weitestgehend verzichten und Plastikartikel im Haushalt nach und nach ersetzen – vor allem solche, die mit Essen und Getränken in Berührung kommen.

„Ich kaufe jeden Morgen gerne einen Coffee to go, weil ich es eilig habe. Die Becher sind aus Pappe – also Papier –, das ist ja nicht so schlimm. Und ich werfe den Becher ja auch immer in einen Mülleimer."

Selbst wenn der Einwegbecher nach kurzer Benutzung im Müll landet – das Problem ist, dass das viel zu oft passiert. Nach Berechnungen der *Deutschen Umwelthilfe* landen alleine in Deutschland jedes Jahr mehr als 2,8 Milliarden Einwegbecher im Müll und gelangen so in die Müll-verbrennung. Natürlich lässt sich Papier recyceln – nicht aber die Pappbecher, weil sie von innen mit Kunststoff beschichtet sind! Und weil der Kaffee *unterwegs* getrunken wird, landen die Becher mitsamt Plastikdeckel de facto selten in der gelben Tonne.

„Ich kaufe immer Bioobst und Biogemüse im Supermarkt. Diese Ware gibt es fast nur in Plastikverpackungen – da habe ich keine Alternative."

Bioobst und Biogemüse sind im Supermarkt aus Gründen der Unter-scheidung von konventionell angebauter Ware tatsächlich meistens in Plastik verpackt. Alternativen gibt es dennoch, wenn auch nicht im Supermarkt. Auf Märkten oder in Bioläden erhalten Sie Bioware un-verpackt. Eine gute Alternative sind Biokisten oder Ökokisten, die deutschlandweit angeboten werden. Vielleicht befinden Sie sich im Liefergebiet eines solchen Lieferanten? Dann erhalten Sie Bioobst und Biogemüse direkt an die Haustür geliefert.

„Wenn ich auf Plastik verzichten soll, kann das nur teurer werden. Das kann ich mir nicht leisten."

Ja, es *kann* teurer werden, das muss aber nicht sein. Produkte aus Holz, Glas oder Metall können in der Anschaffung durchaus erst ein-mal teurer sein, dafür halten sie in der Regel aber auch sehr lange. Im Bad kann man Geld sparen, wenn man Seifen verwendet und damit Shampoo, Spülung und Duschgel ersetzt. Beim Putzen und Waschen kann man ebenso Geld einsparen, wenn man Lust und Zeit hat, Reini-ger selbst herzustellen. Oder wenn man als Kompromiss einen Dampf-besen und Dampfreiniger benutzt, die zwar aus Plastik sind, mit denen man aber auf chemische Putzmittel komplett verzichten kann. Bei Lebensmitteln wird es unter Umständen schwieriger, aber auch hier gibt es Möglichkeiten, einiges selbst zu machen, wenn man das möchte. Vielleicht verzichtet man bei bewusstem Einkaufen auf einige Dinge, die es nur in Plastik gibt – was plastikreduziertes Leben wiederum preiswerter macht. Bewusster Einkauf ohne Plastik ist automatisch ein gesunder Einkauf. Ansonsten gilt die Devise: Mit kleinen Schritten Plastik reduzieren!

„Was bringt das schon, wenn ich auf Plastik verzichte – Millionen andere aber nicht? Das umweltbewusste Verhalten eines Einzelnen kann das Problem doch nicht lösen."

Umweltbewusstes Verhalten des Einzelnen kann sehr wohl etwas bewirken. Man kann damit eine Vorbildfunktion für andere haben und andere motivieren, ebenfalls Plastik zu reduzieren. Und je mehr Menschen im Einzelhandel Waren in Plastikverpackungen meiden, desto eher wird der Einzelhandel umdenken und mehr unverpackte Ware anbieten. Die Nachfrage bestimmt immer noch das Angebot – und das ist gut so. Auf der anderen Seite gibt es ja auch noch den gesundheitlichen Aspekt, den jeder Einzelne zu verantworten hat. Wer gesundheitsschädliche Chemikalien aus Plastik vermeiden will, sollte Plastik reduzieren.

„Auf Plastik zu verzichten ist unmöglich. Alles um uns herum besteht aus Kunststoffen. Plastikfrei zu leben ist eine Utopie."

Das stimmt. Völlig plastikfrei zu leben ist nicht möglich, aber *plastikreduziert* zu leben ist durchaus machbar und für unsere Zukunft unabdingbar. Wenn jeder nur auf 50 Prozent Plastik verzichtet, sieht die Welt schon bald besser aus!

„Wenn ich Plastik vermeide, muss ich auf vieles verzichten. Das möchte ich nicht."

Das muss man ja auch nicht. Plastikreduzierung sollte in kleinen Schritten erfolgen. In jedem Haushalt gibt es vieles aus Plastik, was man leicht ersetzen kann. Auch beim Einkaufen ist es möglich, auf unnötige Plastikverpackungen zu verzichten. Und ansonsten geht man eben Kompromisse ein, wenn man auf manche Dinge nicht verzichten möchte.

„Plastik kann nicht krank machen. Dann wüsste man das doch – dann wäre Plastik doch verboten."

Es gibt sehr viele Studien, die belegen, dass Chemikalien aus Plastik Tiere krank machen können. Inwieweit sich diese Studien auf den Menschen übertragen lassen, ist allerdings noch unklar. In der Vergangenheit war es so, dass die *Behörden* die Schädlichkeit einer Chemikalie nachweisen mussten, um ein Verbot durchsetzen zu können. Bis es dazu kam, waren diese Chemikalien aber teilweise jahrelang auf dem Markt. Wissenschaftler streiten zum Beispiel seit Jahren darüber, ob Bisphenol A schädliche Auswirkungen auf die Gesundheit hat oder nicht. Unabhängige Wissenschaftler sind der Meinung, dass es bereits in kleinsten Dosen in unser Hormonsystem eingreift. Zumindest in Babyflaschen ist diese Chemikalie in der EU seit 2011 verboten. Zuvor war es in Babyflaschen erlaubt.

Plastik reduzieren – in kleinen Schritten

Plastik ist Teil unseres Alltags. Eine Welt ohne Plastik ist nicht mehr möglich. Natürlich gibt es Dinge, auf die wir nicht verzichten können oder wollen. Einkaufen ohne Plastik ist im Supermarkt eine Herausforderung. Grundsätzlich gilt: Wann immer es Alternativen *ohne* Plastik und Plastikverpackung gibt, sollten Sie diese wählen. Manchmal ist

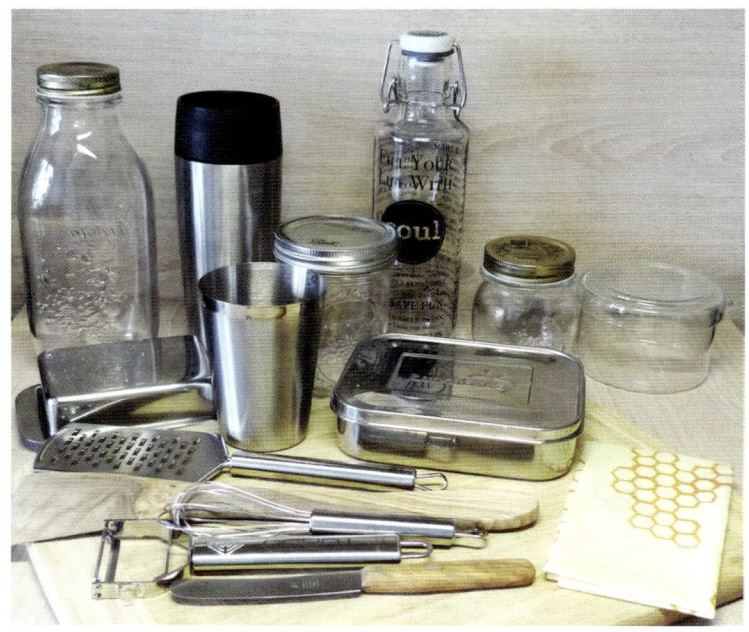

das so einfach, dass Sie sich fragen werden, warum Sie es nicht immer schon so gemacht haben.

Manchmal aber muss man auch Kompromisse eingehen, sonst wäre die Auswahl an Lebensmitteln tatsächlich sehr eingeschränkt. Ein Kompromiss wäre etwa die Akzeptanz von Kunststoffdichtungen in den Drehverschlüssen von Gläsern. Und wenn Sie aus Bequemlichkeit gerne den Honig in der Plastikflasche haben möchten und nicht den Honig aus dem Glas löffeln wollen, dann ist das auch in Ordnung. Oder wenn Sie keine Alternative zu Frischkäse oder Quark aus Plastikverpackungen finden, darauf aber nicht verzichten möchten und keine Lust auf Selbermachen haben – kein Problem. Dann sollte es vielleicht die Light-Variante des jeweiligen Lebensmittels sein: Sie nimmt nicht so viele Schadstoffe aus dem Plastik an wie *fette* Produkte. Ihre Lieblingstortellini aus dem Kühlregal müssen Sie auch nicht links liegen lassen, nur weil sie in Plastik verpackt sind.

Plastikvermeidung sollte kein Zwang sein. Sie können aber den Weg eines bewussten Umgangs gehen und den leichtfertigen Gebrauch von Plastik im Alltag reduzieren. Nicht jeder Alltagsgegenstand muss auch tatsächlich aus Plastik sein, es gibt Alternativen. Auf keinen Fall sollten Dinge aus Plastik nach Gebrauch einfach weggeworfen werden. Vielleicht kann man Plastikbehälter ja zum Aufbewahren von anderen Dingen als Lebensmitteln nutzen? Oder man kann sie verschenken oder verkaufen, um von dem Erlös plastikfreie Sachen zu kaufen. Auf jeden Fall sollten Sie, soweit es geht, Kunststoffe vermeiden, die direkt mit der Nahrung oder dem Körper in Kontakt treten. Fangen wir also an – in einzelnen kleinen Schritten:

1. Keine Plastiktüten beim Einkaufen
2. Keine Getränkeflaschen aus Plastik benutzen
3. Keine fetthaltigen Lebensmittel in Plastik kaufen (Fleisch, Käse, Öle, Milchprodukte ...)
4. In Plastik verpackte Lebensmittel generell vermeiden
5. Plastik nicht erhitzen, zum Beispiel in der Mikrowelle oder in der Spülmaschine (Kochgeschirr wie Suppenkellen, Kochlöffel, Pfannenwender)
6. Lebensmittel nicht in Plastik aufbewahren
7. In der Küche Plastik reduzieren
8. In Bad und im Haushalt Plastik reduzieren

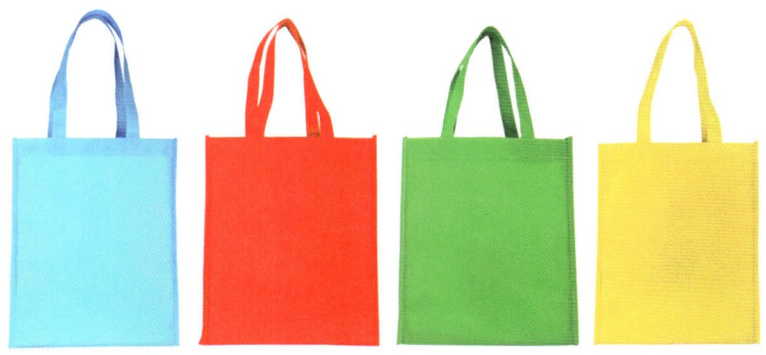

8 Schritte zum Vermeiden von Plastik

Schritt 1: Nie mehr Plastiktüten beim Einkaufen

Das ist mit Sicherheit der einfachste Schritt. Benutzen Sie zum Einkaufen Einkaufskörbe, trendige Korbtaschen oder Stoffbeutel. Mit der Zeit gewöhnt man sich daran, immer einen Stoffbeutel in der Handtasche zu haben oder einen Korb im Auto. Verzichten Sie auch auf die kleinen Obst- und Gemüsebeutel, die im Supermarkt angeboten werden. Karotten, Kohlrabi, Paprika, Tomaten oder Äpfel und Birnen kann man auch lose auf das Band legen. Für kleineres Obst und Gemüse wie Kirschen, Kirschtomaten, Pilze oder Bohnen können Sie dünne Baumwollbeutel oder -netze verwenden. Sie werden sich wundern, wie positiv das bei Kassiererinnen und anderen Kunden ankommt.

Schritt 2: Nie mehr aus Plastikbehältern trinken

Weichmacherchemikalien aus Kunststoffflaschen gehen in die Getränke über. Auch wenn viele Kunststoffflaschen damit beworben werden, dass sie „Bisphenol-A-frei" seien (BPA-frei), heißt das nicht, dass sie ganz frei sind von Chemikalien. Anstatt BPA werden eben andere Weichmacher eingesetzt werden, deren Auswirkungen noch völlig unbekannt sind.

Sie haben gute Alternativen: Entweder Sie kaufen Wasser in Glasflaschen – oder Sie trinken einfach Leitungswasser. In Deutschland, Österreich und der Schweiz haben wir eine hervorragende Trinkwasserqualität. Kein Wasser wird so gründlich überprüft wie unser Leitungswasser. Warum also „Plastikwasser" kaufen, anstatt kostengünstig Leitungswasser zu trinken?! Das schont die Umwelt, die Gesundheit und den Geldbeutel. Stilvoll servieren kann man das Wasser ja in einer edlen Karaffe. Wer möchte, kann noch zusätzlich Filter einsetzen oder das Wasser mit Kohlensäure versetzen, über einen Wassersprudler mit Glasflasche (!).

Glas in Form von Glasflaschen, Glasbehältern oder Schüsseln ist eine gute Alternative zu Plastik. Es lässt sich zu 100 Prozent recyceln und kann beliebig oft ohne Qualitätsverlust eingeschmolzen werden. Außerdem gibt Glas keinen seiner Bestandteile an den Inhalt ab.

Babyfläschchen aus Plastik sollten in keinem Fall verwendet werden! Es gibt sie aus bruchsicherem Glas mit Natur-Kautschuk-sauger. Nuckel beziehungsweise Schnuller gibt es übrigens auch aus Kautschuk.

Trinkflaschen aus Plastik sollten ebenfalls umgehend ersetzt werden – insbesondere diejenigen für Kinder. Alternativen sind Glas- oder Edelstahlflaschen. Bei Edelstahlflaschen ist der Nachteil, dass man nicht hineinsehen kann (Rostbildung, Verschmutzung?). Glasflaschen dagegen können zerbrechen; dafür gibt es aber Umhüllungen aus Stoff oder Styropor, die das Risiko reduzieren.

Empfehlenswerte Trinkflaschen aus Glas oder Edelstahl sind zum Beispiel die folgenden:

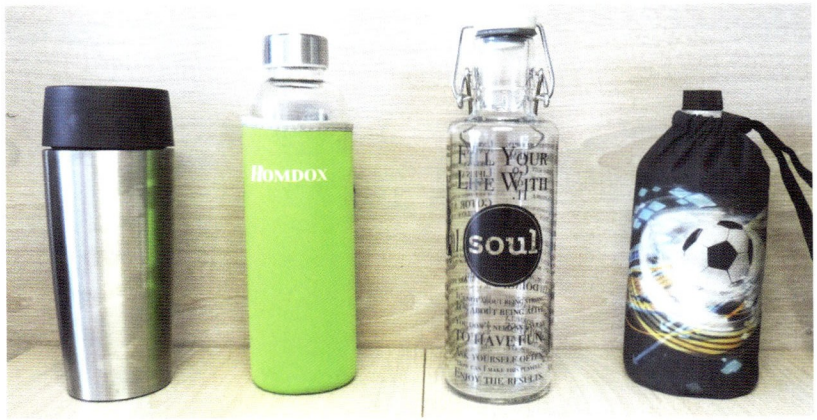

- *Soulbottles*®: Sie bestehen aus Glas, ihre Verschlüsse sind aus Keramik, Edelstahl und Naturkautschuk.
- Glasflaschen mit Neoprenhülle
- *Emil – die Flasche*®: Glasflasche mit Styroporschutzhülle oder (als „Biovariante") mit Baumwollhülle
- Edelstahlflaschen mit Bambusdeckel und Silikonverschluss

Plastikbecher oder „To-go"-Pappbecher mit Kunststoffbeschichtung sollten nicht mehr verwendet werden. Kaufen Sie sich einen schönen Thermo-Edelstahlbecher oder Porzellanbecher und lassen Sie sich Ihren Kaffee „to go" dort hineinfüllen. Oder machen Sie mal Pause und trinken Ihren Kaffee vor Ort.

Schritt 3: Keine fetthaltigen Lebensmittel in Plastikverpackung kaufen

Grundsätzlich gilt die Regel: Je fetter das Lebensmittel ist, das in Plastik verpackt ist, desto mehr Schadstoffe aus dem Kunststoff gehen in die Nahrung über. Also ist es wichtig, zum Beispiel Sahne, Sahnejoghurt, Quark, Schmand, Crème fraîche, Frischkäse, Schnittkäse, Wurst und Öle möglichst plastikfrei einzukaufen. Wenn Sie Ihren Quark zum Frühstück lieben, ihn aber nicht ohne Plastikverpackung finden und auch keine Zeit und Lust haben, ihn selbst herzustellen, dann kaufen Sie wenigstens Magerquark. Je weniger Fett das Produkt hat, desto weniger belastet ist es mit Chemikalien aus Plastik. Light-Produkte sind unter diesem Aspekt vorzuziehen; Sie sollten aber generell versuchen, den Konsum fetthaltiger Produkte aus Plastikverpackung zu reduzieren.

Käse, Wurst und Fleisch: Nicht in Plastikverpackungen kaufen, sondern an der Frischetheke. Dort kann man fragen, ob der Aufschnitt auch in eigenen Edelstahl- oder Glasbehältern abgewogen werden kann. Hygienevorschriften verbieten nicht, Becher und Gefäße der Kunden zu nutzen. Dennoch kann es sein, dass einige Händler das nicht mitmachen. In diesem Fall sollte der Aufschnitt nach dem Einkauf sofort aus der Plastikfolie genommen und in Glas- oder Edelstahlbehältern in den Kühlschrank gestellt werden.

Milchprodukte: Sahne, Milch und Joghurt gibt es in Glasbehältern, auch im konventionellen Supermarkt. Quark und Schmand gibt es nur in wenigen Biomärkten im Glas. Ein guter Ersatz für Schmand und Crème fraîche ist Joghurt im Glas mit 10 Prozent Fett. Frischkäse gibt es fast nur in Plastik; zubereiteten Frischkäse kann man aber in der Regel an der Käsetheke kaufen. Dort wird er in einen Plastikbecher gefüllt, der zu Hause sofort umgefüllt werden sollte. Oder Sie versuchen, den Frischkäse in einen mitgebrachten eigenen Behälter abfüllen zu lassen.

Sie können Ihren Frischkäse aus Naturjoghurt (den Letzteren bekommen Sie in jedem Fall im Glas) über Nacht auch ganz einfach selbst machen: Legen Sie ein Mulltuch oder einen Kaffeefilter oder ein Blatt von der Küchenrolle in ein Küchensieb und hängen Sie das Sieb über eine Schüssel. Verrühren Sie den Joghurt mit einer Prise Salz (und optional mit einer Prise Zucker) und geben Sie ihn ins Tuch. Der Joghurt verliert sofort Flüssigkeit und sollte über Nacht (mindestens 12 Stunden) austropfen. Am nächsten Morgen haben Sie cremigen Frischkäse, den Sie mit Kräutern und Gewürzen nach Belieben verfeinern können. (Wer „neutral" schmeckenden Käse mag, kann den leicht säuerlichen Geschmack durch Zugeben der erwähnten Prise Zucker in den Joghurt neutralisieren.)

Sollten Sie für ein Produkt, auf das Sie nicht verzichten möchten, keinen plastikfreien Ersatz finden, kaufen Sie die Light-Version mit wenig Fett. Wenn Sie gerne und viel Joghurt essen, lohnt sich die Anschaffung eines Joghurtbereiters, mit dem Sie sich Ihren Joghurt selbst herstellen können. Es gibt sehr preisgünstige Joghurtbereiter unter 20 Euro mit Joghurtgläsern. Die Gläser werden mit Milch und Bakterienkulturen (oder gekauftem probiotischem Joghurt) gefüllt. Nach einigen Stunden in dem Gerät ist der Joghurt fertig und kann in den Kühlschrank gestellt werden.

Mandelmilch und Kokosmilch: Mandel- und Kokosmilch gibt es im Supermarkt und auch in Bioläden ausschließlich in Kartonverpackungen mit Innenbeschichtung aus Kunststoff. Solche Nussmilch können Sie aber sehr einfach in ein paar Minuten selbst herstellen. Dazu benötigen Sie einen Mixer und einen Nussmilchbeutel. Die selbst gemachte Nussmilch schmeckt dazu noch wesentlich besser und intensiver nach Mandeln beziehungsweise Kokos als die gekaufte Milch, weil sie aus 20 Prozent Mandeln oder Kokos besteht – die gekaufte hat nur 2 bis 6 Prozent. Hier die Rezepte:

Mandelmilch:
- 200 g Mandeln
- 1 l Wasser
- Nach Belieben: 1 Dattel zum Süßen, 1 Prise Zimt, Kardamom oder Vanille
- Sieb und Mulltuch oder Nussmilchbeutel

Die Mandeln in einer Schüssel über Nacht oder mindestens 6 Stunden lang in Wasser einweichen. Das Wasser abschütten

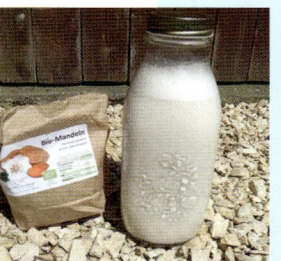

und die Mandeln mit 1 Liter Wasser und den Zutaten nach Belieben im Mixer mixen, bis die Mandeln fein gemahlen sind. Das Mulltuch auf das Sieb legen und die Mandelmilch durch das Tuch passieren. Alternativ können Sie einen Nussmilchbeutel aus Baumwolle verwenden und die Mandelmilch durch den Beutel passieren, die verbleibende Masse abtropfen lassen und auspressen.

Kokosmilch:
- 200 g Kokosraspel
- 1 l Wasser
- Sieb und Mulltuch oder Nussmilchbeutel

1 Liter Wasser kochen und mit den Kokosraspeln in den Mixer geben. Circa 1 Minute lang mixen und abkühlen lassen. Dann die Kokosmilch durch das Tuch oder den Nussmilchbeutel passieren.

Die selbst gemachte Mandel- oder Kokosmilch können Sie in eine verschließbare Glasflasche geben, sie hält im Kühlschrank etwa vier Tage. Bei der Kokosmilch wird sich genau wie bei der Dosenvariante Kokosfett oben absetzen. Dann einfach durchschütteln, damit sich das Wasser und das Kokosfett wieder verbinden.

Die gemixten Mandel- oder Kokosrückstände im Nussbeutel können Sie auf einem Backblech im Backofen trocknen und zum Müsli geben. Natürlich kann man auch jede andere Nusssorte verwenden. Und wer keinen Mixer hat, kann 3 bis 4 Esslöffel Nussmus pro Liter Wasser pürieren. Auch Reismilch ist schnell selbst gemacht; Rezepte dazu gibt es im Internet.

Konserven, Getränkedosen und Fertiggerichte: Konservendosen sind innen meistens mit einer dünnen Kunststoffbeschichtung versehen, die schädliche Chemikalien wie Bisphenol A an den Inhalt abgeben kann. Wir als Konsumenten können durch gezielten Einkauf Druck auf die Hersteller ausüben. In Frankreich werden Wurst, Suppen, Gemüse und Obst sehr häufig in Weckgläsern angeboten; auch in Deutschland bieten einige Supermärkte mittlerweile solche Weckgläser an. Viele Konserven gibt es auch im Glas; da ist allerdings der Deckel beschichtet. Bei einigen Lebensmitteln ist es schwierig, sie *im Supermarkt* im Glas zu finden, zum Beispiel *Kidney-Bohnen* oder *Baked Beans*; diese kann man aber *im Internet* bestellen. Auch Getränkedosen aus Aluminium wie Cola-, Limo- oder Bierdosen haben eine Innenbeschichtung aus Kunststoffen, aus der sich Bisphenol A lösen kann. Alternativen gibt es in der Regel aber ebenfalls in Glasflaschen.

Fertiggerichte können Sie sehr einfach selbst zubereiten. Dafür gibt es *Twist-off-Einweckgläser* in verschiedenen Größen, etwa von *Quattro Stagioni* oder von *Ball® Mason*. Mit diesen Gläsern ist Einwecken tatsächlich kinderleicht. So können Sie etwa Gläser mit *Chili con Carne*, Rinderrouladen, Gulasch oder Kürbissuppe vorkochen für Tage, an denen Ihnen keine Zeit zum Kochen bleibt.

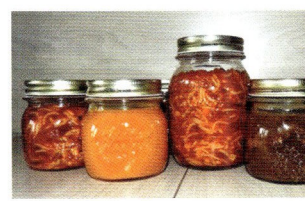

Viele greifen aus Zeitgründen auf fertige Snacks und Salate in Plastikverpackungen zurück. Auch hier gibt es eine gute Alternative: Salat im Glas – ein aktueller Trend aus den USA (*Mason-Jar-Salat*). Dieser Salat hält sich im Kühlschrank aufgrund einer speziellen Schichtung mehrere Tage und kann ins Büro mitgenommen werden. Der Trick: Zuerst das Dressing ins Glas geben. So kommt es erst beim Mischen des Salats mit den weiter oben liegenden Komponenten in Berührung. Über das Dressing die härteren Gemüse schichten (wie Möhren, Radieschen, Zwiebeln), die sich nicht so schnell mit dem Dressing vollsaugen. Darüber kommen weichere Komponenten wie Tomaten oder Gurken; als Letztes folgen grüner Salat und die *Toppings* (Nüsse, Kerne ...). Sollte der Salat noch Eiweiß beinhalten (Hühnchen, Tofu oder Käse), kommt dies als Allerletztes ins Glas. Das Glas wird dann verschlossen und in den Kühlschrank gestellt. Kurz vor dem Genuss wird das Glas gut durchgeschüttelt, damit sich das Dressing mit dem Salat vermischen kann.

Schritt 4: In Plastik verpackte Lebensmittel generell meiden

Mit diesem Schritt tun wir etwas für die Umwelt. Wir verzichten, wo immer es möglich ist, auf Plastikverpackungen, auch bei trockenen Lebensmitteln. Bei manchen Dingen ist das nicht so einfach, bei vielen gibt es aber gute Alternativen.

Obst und Gemüse: In Supermärkten sind Obst und Gemüse – insbesondere Biowaren – oftmals in Kunststoff eingebettet. Unverpacktes Obst und Gemüse gibt es in der Regel in Bioläden oder auf Märkten. Um die kleinen transparenten Plastikbeutelchen nicht benutzen

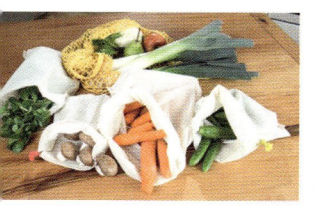

zu müssen, können Sie kleineres Obst und Gemüse, das nicht einfach in den Korb gelegt werden kann (wie lose Pilze, grüne Bohnen oder Kirschtomaten), in superleichte, wiederverwendbare Baumwollbeutel oder Baumwollnetze packen; diese sind so leicht, dass sie an der Kasse mitgewogen werden können.

Eine sehr gute Alternative: Deutschlandweit gibt es Biokistenanbieter, die Obst und Gemüse – aber auch viele andere Lebensmittel – direkt nach Hause liefern. So erhalten Sie jede Woche frisches regionales Gemüse und Obst, Sie ersparen sich das Transportieren und bekommen die Bioware ohne Plastikverpackung. (Im Internet finden Sie unter www.biokisten.org/biokisten-lieferservice Lieferanten in Ihrer Nähe.)

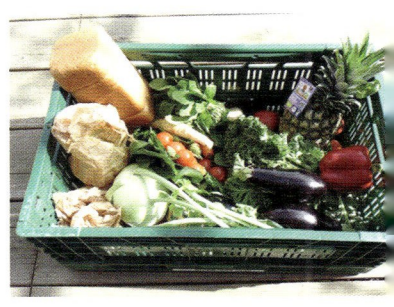

Brot und Brötchen: Statt der Supermarkt-Aufbackbrötchen in Plastik kaufen Sie besser frische Brötchen vom Bäcker; diese können Sie auch sehr gut einfrieren. Brot und Brötchen vom Bäcker(-stand) können Sie sich in Papiertüten oder mitgebrachte Baumwollbeutel geben lassen.

Nudeln und Reis: Es ist schwierig, Reis zu kaufen, der nicht in Plastik verpackt ist. Immer öfter gibt es Reis in (Plastik-) Kochbeuteln. Es ist sehr bedenklich, wenn man das Plastik mitkocht und wenn dabei die gelösten Weichmacher in das Kochwasser übergehen. Mit viel Glück und Geduld finden Sie im Supermarkt noch Reisverpackungen, die ohne Plastik auskommen. Manchmal muss man auch hier einen Kompromiss eingehen, wenn zum Beispiel das Sichtfenster der Packung aus Plastik ist. Eine Alternative ist der hervorragende Reis aus aller Welt von *Reishunger* (erhältlich im Online-Shop www.reishunger.de). Nudeln ohne Plastik gibt es im Supermarkt fast nur von *Barilla*. Eine Alternative sind die sehr guten Nudeln von *La Vialla* (erhältlich im deutschsprachigen Online-Shop www.lavialla.it/de).

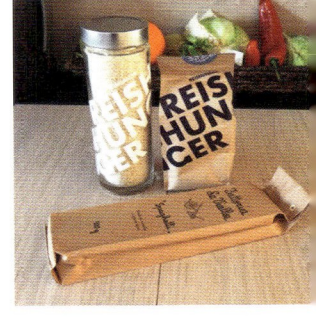

Müsli: Müsli gibt es fast immer in Plastikverpackungen. Im Internet können Sie aber – zum Beispiel bei www.mein-muesli-laden.de – plastikfrei bestellen, indem Sie bei der Bestellung im Bemerkungsfeld „plastikfrei" angeben. Dort gibt es fertige Müslimischungen und einzelne Flockensorten und Nüsse, ebenfalls plastikfrei, wenn Sie sich

Ihr Müsli selbst zusammenstellen möchten. Auf www.wuumuesli.de können Sie fertige Müslimischungen in Milchglasflaschen kaufen.

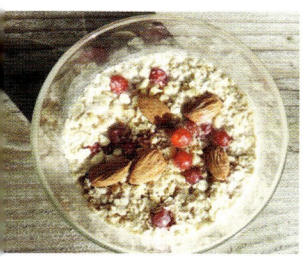

Ein aktueller Müslitrend – ganz ohne Plastik – heißt heute „Overnight Oat": Wer morgens keine Zeit oder Lust hat, sich ein gesundes Müsli zuzubereiten, kann die *Overnight Oats* am Abend zuvor vorbereiten. Hinter diesem Begriff verbergen sich über Nacht eingeweichte Haferflocken. Das klingt zunächst wenig originell, aber *Overnight Oats* lassen sich vielseitig variieren und erlauben dadurch eine ganze Menge Kreativität bei der Zubereitung.

Das Rezept: Abends die gewünschte Menge Haferflocken (oder andere Getreideflocken) in ein Gefäß geben, mit Flüssigkeit (Milch, Mandelmilch, Kokosmilch, Joghurt, Saft) aufgießen und über Nacht abgedeckt im Kühlschrank einweichen lassen. Das Verhältnis von Haferflocken zu Flüssigkeit kann variiert werden; die Grundregel sind 40 Gramm Flocken auf 120 Milliliter Flüssigkeit. Morgens oder auch bereits am Abend werden frisches oder getrocknetes Obst hinzugege-

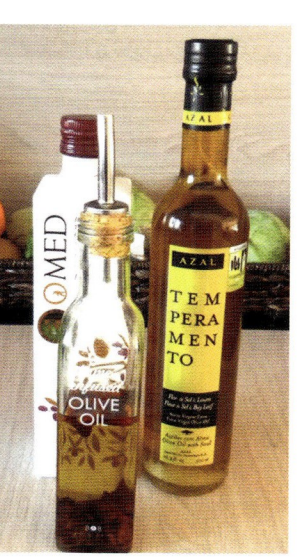

ben, Nüsse oder Kerne, zum Süßen Honig, Agavendicksaft, Vanille, zum Verfeinern Zimt, Kardamom, Lebkuchengewürz oder Kakao.

Öl und Essig, Kräuter und Gewürze: Öle, Ketchup, Essig, Senf – diese Produkte gibt es in Flaschen oder Gläsern zu kaufen, dafür finden Sie im Supermarkt gute Alternativen. Gewürzöle und -essige können Sie auch selbst zubereiten. (Zwei Internetseiten dazu: http://www.öl-kontor.de/oel-selber-machen.php; http://www.smarticular.net/kraeuteressig-selbst-ansetzen-tipps-und-rezepte)

Kräuter und Gewürze gibt es ebenfalls in Gläsern oder in Edelstahldosen zu kaufen. (Im Internet-Shop www.meinebiowelt.de gibt es Gewürze und Gewürzmischungen von *Wurdies* in Papiertüten.)

Süßigkeiten: Fast alle Süßigkeiten und Knabbereien sind – zum Teil sogar mehrfach – in Plastik verpackt. Da bleibt eigentlich nur: entweder selbst machen oder den Konsum zu reduzieren; neben der Plastikvermeidung ist das ja auch gut für Ihre Figur.

Schritt 5: Plastik nicht erhitzen

Hitze kann Chemikalien aus Plastik lösen. Je länger man zum Beispiel PET-Flaschen im Sommer im Auto oder am Strand in der Sonne stehen lässt, desto mehr Chemikalien lösen sich und gehen ins Wasser über (wie wir weiter oben bei dem Experiment mit dem Geschmackstest erleben konnten). Aber wir haben ja bereits in Schritt 2 Plastikflaschen durch Glasflaschen ersetzt. In Schritt 4 vermeiden wir das Erhitzen von Plastik etwa beim Kochen.

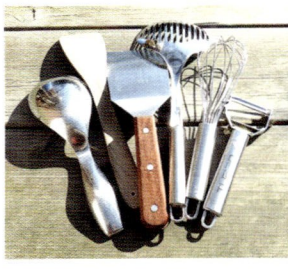

Kochlöffel, Pfannenwender, Suppenkellen und Ähnliches: Kochgeschirr sollte nicht aus Plastik bestehen, denn es wird beim Kochen heiß und so können Schadstoffe aus den Kunststoffen ans Essen abgegeben werden. Holz oder Edelstahl sind gute Alternativen.

Wasserkocher: Wasserkocher sollten zumindest innen nicht aus Kunststoff bestehen. Das Wasser wird hoch erhitzt; dadurch können sich Chemikalien aus dem Kunststoff lösen. Es gibt Edelstahl- und Keramikwasserkocher, die innen kein Plastik haben – danach sollten Sie beim Händler fragen. Der (relativ teure) Edelstahl-Wasserkocher der italienischen Firma *Ottoni Fabbrica* beispielsweise ist plastikfrei – bis auf ein Plastiksieb als Filter. Sie brauchen aber bei der Bestellung nur anzugeben, dass Sie ein Metallsieb anstelle des Standardsiebs haben möchten; das wird dann kostenfrei beigelegt.

Antihaftbeschichtete Töpfe und Pfannen, Kontaktgrills: Pfannen sind oftmals mit einer Antihaftschicht aus Kunststoff (wie Teflon) beschichtet. Alternativen sind Pfannen und Töpfe mit Keramikbeschichtung oder Emaille oder gusseiserne Pfannen.

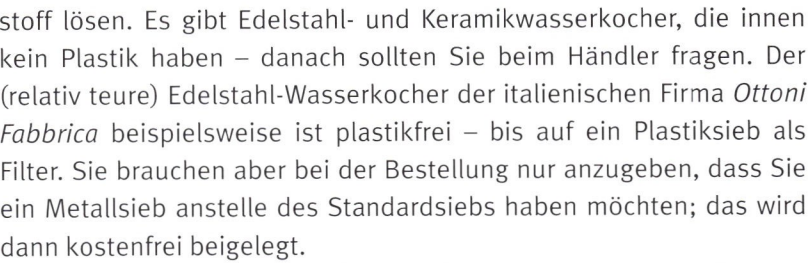

Auch Kontaktgrills, Sandwichtoaster oder Waffeleisen haben meistens eine Kunststoff-Beschichtung. Alternativ gibt es (zum Beispiel von *Beem*) einen Kontaktgrill mit Keramikversiegelung; Profi-Kontaktgrills gibt es mit Grillplatten aus Gusseisen (etwa von *Bartscher*). Auch bei Sandwichtoastern sollten Sie auf Keramikbeschichtung setzen.

Mikrowellengeschirr: Bei Mikrowellengeschirr sollten Sie *keinen* Kunststoff verwenden und nur Glas oder Porzellan benutzen.

Silikonbackformen: Backformen aus Silikon sollten Sie grundsätzlich nicht verwenden! Auch hier können sich bei einigen Produkten schädliche Chemikalien beim Erhitzen lösen und in die Nahrung übergehen. Wenn Sie nicht darauf verzichten möchten, kann es helfen, das Silikon vor dem ersten Gebrauch bei etwa 200 Grad circa 4 Stunden lang im Backofen auszubacken. Dadurch entweichen flüchtige Chemikalien. Es ist jedoch besser, auf andere Materialien zu setzen.

Spülmaschine: In der Spülmaschine können sich durch die Hitze Chemikalien aus Plastikgeschirr lösen und sich auf das übrige Geschirr absetzen. Deshalb sollten Gegenstände aus Plastik oder Plastikbestandteilen niemals in der Spülmaschine gespült werden.

Schritt 6: Lebensmittel nicht in Plastik aufbewahren

Da wir wissen, dass insbesondere fetthaltige Lebensmittel Chemikalien auf Plastik aufnehmen können, sollten wir bei diesem Schritt unsere Aufbewahrung und Vorratshaltung überdenken.

Glas- oder Edelstahlschüsseln und -dosen: Schüsseln und Dosen aus Glas oder Edelstahl sind ein sehr hochwertiger Ersatz für Plastik-

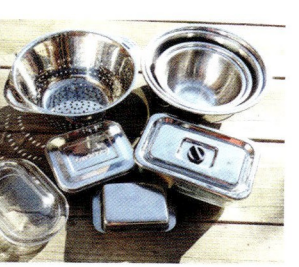

schüsseln und sehen dabei auch noch schöner aus. Eventuell muss man hier Kompromisse eingehen und Plastikdeckel verwenden, die aber wenigstens nicht mit der Nahrung in Berührung kommen sollten. Die Firma WMF zum Beispiel bietet als Frischhalte- und Serviersystem Glasschalen mit Edelstahldeckel an. Schüsseln können alternativ auch mit Bienenwachstüchern abgedeckt werden.

Lunchboxen oder Brotdosen aus Plastik können ersetzt werden durch schöne Lunchboxen aus Edelstahl (wie etwa Lunchbots oder Eco-Brotboxen) – die gibt es auch in mehrere Fächer unterteilt.

Bienenwachstücher anstatt Plastik- oder Alufolie: Statt Plastik- oder Alufolie zu benutzen, um Brot, Obst und Gemüse frisch zu halten oder abzudecken, können Sie auch Bienenwachstücher verwenden (von Bee's Wrap oder Abeego oder ähnliche). Diese 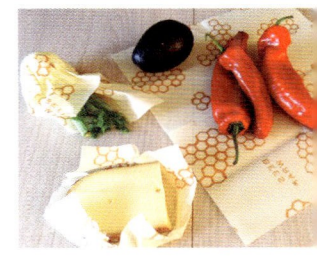 Wachstücher halten Lebensmittel auf natürliche Art und Weise frisch. Die Wärme der Hände reicht aus, um das Wachstuch an die unterschiedlichsten Formen zu fixieren. Nach Gebrauch werden die Tücher feucht abgewischt und an der Luft getrocknet. Bienenwachstücher werden aus Biobaumwolle, Musselin, Bienenwachs, Jojobaöl und Baumharz hergestellt. Sie können solche Tücher übrigens auch selbst herstellen. (www.smarticular.net/oekologische-frischhaltefolie-ohne-plastik-selbermachen/)

Einfrieren ohne Plastik: Einfach umzusetzen ist das Einfrieren von Lebensmitteln oder Flüssigkeiten im Glas. Gefrierdosen aus Plastik sind absolut überflüssig. Sie sollten nur ein paar einfache Tipps befolgen, um Glasbruch zu vermeiden. Da sich Flüssigkeiten beim Gefrieren ausdehnen, dürfen die Gläser nicht zu voll sein (80 Prozent Füllung) und sollten stehend gefrieren. Besonders kostengünstig ist das Einfrieren in verschließbaren Konservengläsern, die Sie ansonsten entsorgen würden. Geeignet sind beispielsweise Marmeladengläser oder Gurkengläser mit Schraubverschluss (die Gläser sollten eine möglichst weite Öffnung haben) oder auch Einmachgläser und Glasschüsseln.

Anstelle von Plastikgefrierbeuteln für Brot oder Käse sind die bereits erwähnten Bienenwachstücher eine gute Alternative. Größere Wachstücher eignen sich zum Abdecken von Schüsseln und Auflaufformen – so können Sie gekochte Speisen auch in größeren Mengen einfrieren. (Wenn Ihnen die Wachstücher zu teuer sind, können Sie sie auch selbst herstellen.)

Schritt 7: In der Küche Plastik reduzieren

In diesem Schritt reduzieren wir die restlichen Plastikgegenstände in der Küche, weil diese ja doch irgendwie mit unseren Lebensmitteln in Kontakt kommen.

Holzschneidebretter: Schneidebretter aus Kunststoff sollten gegen Holzbretter ausgetauscht werden. Von Kunststoffbrettern können sich

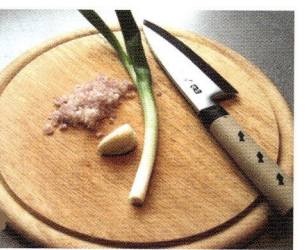

beim Schneiden kleinste Plastikteilchen lösen und in die Nahrung gelangen. Zur Pflege der Holzbretter kann Speiseöl verwendet werden. Dank der Gerbsäure im Holz sind Holzschneidebretter sogar hygienischer als Kunststoffbretter.

Bestecke, Messbecher, Siebe, Reiben: Bestecke und Schneidemesser haben oft Griffe aus Kunststoff. Sie können sehr gut durch entsprechende Teile aus Edelstahl oder Holz ersetzt werden. Auch für alle anderen Produkte aus Plastik gibt es Alternativen, zum Beispiel Siebe, Reiben, Schöpfkellen oder Sparschäler aus Edelstahl oder Pfannenwender und Kochlöffel aus Holz.

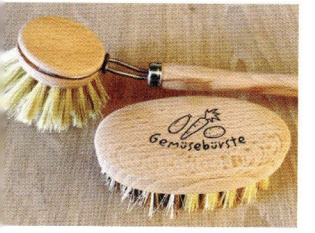

Spülbürsten und Gemüsebürsten: Spül- und Gemüsebürsten müssen nicht aus Plastik sein, es gibt schöne Alternativen aus Holz mit Naturborsten.

Schritt 8: In Bad und Haushalt Plastik reduzieren

Wer jetzt noch weitergehen möchte, kann einzelne Dinge aus Plastik im Haushalt reduzieren, denn Haushaltsreiniger und Pflegeprodukte sind große Quellen für Plastikmüll. Schauen wir uns einmal im Bad um, da gibt es in der Regel sehr viel Plastik in Form von Behältern und Tuben von Flüssigseifen, Duschgelen, Shampoos, Cremes und Lotionen. Diese Produkte sind nicht nur in Plastik verpackt, häufig ist auch Mikroplastik darin. Mikroplastik sollten Sie unbedingt vermeiden – studieren Sie die Inhaltsstoffe (siehe Kapitel „Mikroplastik in Kosmetikprodukten"). Hinzu kommt, dass gerade Kosmetika oft mit Parabenen, synthetischen Duftstoffen und Phthalaten (Haargel, Haarspray) versehen sind. Hier gibt es als Alternative gute Naturkosmetik, die Sie bevorzugen sollten.

Seife, Duschgel und Shampoo: Shampoos, Duschgels und Flüssigseife können Sie einfach durch Seifen ersetzen. Dadurch ersparen Sie sich viel Plastikmüll und können sicher sein, dass kein Mikroplastik im Abfluss landet. Hochwertige Naturseifen gibt es in Reformhäusern und Bioläden; sehr schöne handgefertigte Seifen finden Sie in speziellen Seifenläden.

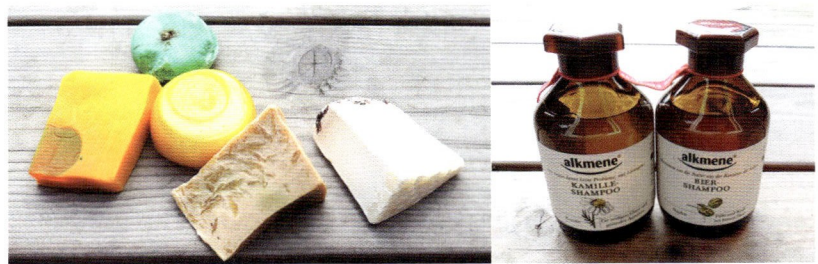

Ersatz für Shampoo aus Plastikflaschen ist festes Shampoo als Shampoo-Seife (auf dem Foto grün). Diese Seifen schäumen mindestens so stark wie normales Shampoo und pflegen die Haare.

Wer Seifen zum Duschen nicht mag, kann ein Duschjelly ausprobieren (auf dem Foto rund und gelb). Es sieht aus wie ein kleiner Wackelpudding, und schäumt besser als ein Duschgel. Wer keine Seifen für die Haare mag: Shampoos gibt es auch in Glasflaschen, zum Beispiel von *Alkmene* (Kamille-, Brennnessel- und Biershampoo).

Haarspray, -wachs und -gel, Deodorants: Haarsprays, Wachs oder Gel gibt es auch in Flaschen oder Dosen aus Aluminium oder Glas. Bei Deos gibt es eine große Auswahl an Glasflakons. Die Firma *Lush* verkauft feste Deos ohne Verpackung auf Basis von gepresstem Puder. Es gibt Deo-Cremes aus natürlichen Zutaten, etwa von *Organic Essence*; Deckel und Tuben bestehen aus recyceltem Papier; andere Deo-Cremes gibt es in Glastiegeln (zum Beispiel von *Tingis*) oder in Metalldosen (etwa von *Wolkenseifen*).

Cremes und Lotionen: Einige Cremes gibt es in Glastiegeln – oder Sie stellen sie selbst her. (http://www.smarticular.net/pflegende-hautcreme-selbermachen-erweiterbares-grundrezept) Einfaches Kokosöl ist eine wunderbare Körperlotion und Gesichtscreme bei trockener Haut, es zieht schnell ein, hat desinfizierende Wirkung und macht die Haut geschmeidig und weich. Kokosöl eignet sich auch sehr gut zum Abschminken. Ein Glas davon sollte in jedem Bad stehen. Cremes und Körperbutter gibt es von *Organic Essence* in Karton, die äußerste Hülle der Verpackung besteht aus einer Schicht PLA (Polyactide) aus Pflanzenstärke. Sonnencreme gibt es in Metalldosen zu kaufen.

Zahnbürsten und Zahnpasta: Wer normale Plastikzahnbürsten besitzt, kann diese einfach austauschen durch Zahnbürsten aus Holz. Für elektrische Zahnbürsten gibt es zurzeit keinen plastikfreien Ersatz.

Bei Zahnpasta wird es schwierig. Zahncreme gibt es hauptsächlich in Tuben aus Plastik oder aus Aluminium, das innen ebenfalls kunststoffbeschichtet ist. Eine Alternative sind Zahnputztabletten (zum Beispiel von *DENTTABS*); die kleinen Tabs werden zerkaut und mit einer nassen Zahnbürste ganz normal zum Zähneputzen benutzt. Altbewährte, plastikfreie Zahnpflege ist Zahnkreide, die gibt es mit Naturkreide, Kräutern und Xylit im Glas. (http://www.beechange.com/zahnpflege/258-zahnpastaalternative-zahnkreide.html) Ansonsten gibt es noch Zahnsalz beziehungsweise Zahnsoda in Glasflaschen.

Papiertaschentücher, Kosmetikpads und Wattestäbchen: Papiertaschentücher sind in der Regel in Plastik verpackt. Stofftaschentücher sind sicherlich die beste Alternative, aber es gibt mittlerweile auch Papiertaschentücher in Kartonboxen. Kosmetikpads sind normalerweise Wegwerf-Wattepads aus einem Plastikschlauch. Eine perfekte Alternative sind waschbare und wiederverwendbare Pads aus Baumwolle, die Wasser, Gesichtsöle oder Reinigungstonic gut aufnehmen und die Haut von abgestorbenen Zellen und Schmutz befreien. Wattestäbchen gibt es aus Bambus und weicher Baumwolle in Kartonverpackung zu kaufen.

Putzmittel und Waschpulver: Die Werbung vermittelt uns, wir bräuchten für jede Anwendung ein spezielles Produkt. So sammelt sich oft eine große Menge Plastikflaschen in den Schränken, mit aggressiven chemischen Reinigern wie Badreiniger, Glasreiniger, Küchenreiniger, Putzmittel für Fliesen oder Holzböden oder Laminat, WC-Reiniger, Kalkentferner. Die meisten davon sind überflüssig! Mit einfachen Mitteln wie Essig, Natron, Waschsoda, Kernseife und Zitronensäure können Sie fast alle diese Reiniger ersetzen. Das erspart Ihnen Plastikmüll, Chemikalien im Haushalt und Geld. Hier ein paar Anwendungsbeispiele:

- **Essigessenz** (aus der Glasflasche): verdünnt anwenden gegen Kalkflecken im Waschbecken, auf Wasserhähnen oder Duschköpfen, zum Entkalken von Wasserkocher oder Kaffeemaschine. Eine Essig-Wasser-Lösung (1:1) ersetzt den Glasreiniger. Eignet sich verdünnt auch als Weichspüler.

- **Zitronensäure** (erhältlich als Pulver in Papiertüten): eignet sich ebenso wie Essigessenz als Entkalker. Zitronensäure kann den WC-Reiniger ersetzen: 3 Esslöffel Pulver im Becken verteilen und einige Stunden einwirken lassen, dann bürsten und nachspülen.

- **Waschsoda:** ersetzt ebenfalls den Toilettenreiniger. 1 Esslöffel Waschsoda in die Toilette geben, einwirken lassen und nachspülen. Waschsoda ersetzt auch den Abflussreiniger: 4 Esslöffel Waschsoda in den verstopften Abfluss geben und eine halbe Tasse Essig daraufgießen, nach ein paar Minuten mit viel heißem Wasser nachspülen.

- **Natron und Kernseife:** Natron und weitere Zutaten ergeben einen effektiven Allzweckreiniger. 2 Teelöffel Natron, 2 Teelöffel fein geraspelte Kernseife, 500 Milligramm warmes Wasser, ein Spritzer Zitronensaft und nach Belieben ein paar Tropfen ätherisches Öl ergeben einen halben Liter Universalreiniger. Für ein Geschirrspülmittel werden 10 Gramm fein geraspelte Kernseife in 100 Milliliter warmem Wasser aufgelöst, dann 1 Teelöffel Natron und nach Belieben einige Tropfen ätherisches Öl dazugeben. In eine leere Spülmittelflasche gießen, mit Wasser auffüllen und schütteln.

So können Sie viele Putz- und Waschmittel aus einfachen Grundbestandteilen selbst herstellen. (www.smarticular.net/haushaltsprodukte-die-du-immer-selbst-herstellen-solltest)

Falls Ihnen das Selbermachen zu aufwendig ist: Benutzen Sie doch einfach einen Dampfreiniger oder Dampfbesen – so reinigen Sie nur mit heißem Wasserdampf ohne Putzmittel; oder verwenden Sie plastikreduzierte Alternativen als Putzmittel mit Nachfüllmöglichkeiten (wie die Reiniger von *YOU®*). Es gibt Küchen-, Bad-, Glas- und Desinfektionsreiniger aus pflanzlichen Rohstoffen. Wenn Sie *einmal* eine Flasche mit einem YOU®-Produkt kaufen, müssen Sie später nur noch die extrem kleinen Nachfüllkonzentrate nachkaufen. Dabei sparen Sie eine ganze Menge Plastik, zumal die Reiniger auch sehr ergiebig sind. Neuerdings wird auch ein Spülmittel dieser Marke angeboten.

Waschpulver gibt es immer noch in großen Pappkartons zu kaufen. *Weichspüler* sind absolut unnötig; wenn Sie aber nicht darauf verzichten möchten, geben Sie einfach verdünnte Essigessenz oder 1 Esslöffel Salz ins Weichspülfach der Waschmaschine. (Der Essiggeruch verfliegt vollständig.)

Putztücher und Schwämme: Mikrofasertücher belasten durch das Abgeben von Mikroplastikfasern ins Abwasser die Umwelt; außerdem zerkratzen sie empfindliche Oberflächen. Putzen Sie doch einfach mit Baumwolltüchern, die Sie aus alten Handtüchern oder T-Shirts selbst anfertigen können. Alternativ können Sie natürlich Putztücher aus Baumwolle kaufen. Dann gibt es noch Schwämme aus Pflanzenfasern (als Ersatz für die Plastikschwämme) sowie Schwammtücher aus natürlichen Fasern, die zu 100 Prozent biologisch abbaubar sind.

Wo man leicht in die Plastikfalle tappt

Manche Dinge erwecken auf den ersten Blick nicht den Eindruck, dass sie Kunststoffe enthalten. Oder hätten Sie das gewusst ...?

Backpapier: sieht aus wie Papier, heißt ja auch Papier, ist aber mit sehr bedenklichen Antihaftbeschichtungen aus Kunststoff beschichtet.

Verpackungen aus Papier: erwecken oft den Anschein, plastikfrei zu sein. Auf den zweiten Blick erkennt man aber, dass sie innen mit einer dünnen Kunststoffschicht überzogen sind oder dass das Produkt in der Pappschachtel nochmals in einem Plastikbeutel steckt. Beispiele sind Kakao, Zucker, Speisestärke oder Schokoraspel. Durch das Plastik soll der Inhalt vor Feuchtigkeit geschützt werden.

Zigarettenkippen: gehören vor allem in Städten zum alltäglichen Bild. In manchen Städten machen die Kippen bis zu 60 Prozent des achtlos weggeworfenen Mülls aus. Was viele aber nicht wissen: Die Filter der Zigaretten bestehen aus Plastikmikrofasern. Und dieser Kunststoff verrottet nicht, wie wir wissen. Während sich der Filter über viele Jahre hinweg langsam zersetzt, werden giftige Stoffe an die Umwelt abgegeben, die sich im Filter gesammelt haben. Bereits eine einzige Kippe auf 1 Liter Wasser ist für Fische tödlich. Zigarettenkippen gehören immer in den Restmüll und nicht in die Umwelt.

Konserven- und Getränkedosen: sind zwar aus Blech und nicht aus Plastik, doch sie sind innen mit Kunststoff beschichtet, damit sie nicht rosten und damit das Metall nicht mit den Lebensmitteln in Kontakt kommt. Die Beschichtungen bestehen aus Epoxidharzen, die die Chemikalie Bisphenol A enthalten. Lebensmittel aus diesen Dosen sind meistens hochgradig durch BPA belastet.

Kassenzettel und Tickets: Kassenzettel und Tickets werden heute in der Regel mit Thermodruckern auf Thermopapier ausgedruckt. Thermopapier ist mit Kunststoff beschichtet, der oftmals Bisphenol A als Farbbildner enthält. Da BPA auch über die Haut in den Körper gelangt,

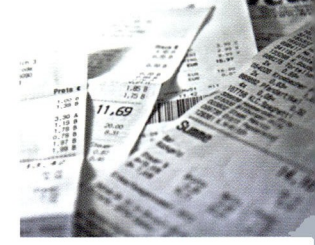

reicht es tatsächlich aus, die Kassenzettel einfach nur anzufassen. Einige Firmen haben nach dieser Kritik auf Ersatzstoffe umgestellt. Die Chemikalien, die als BPA-Alternativen dienen, sollen für Menschen weniger bedenklich sein, aber auch sie sind nicht risikofrei und können eine ähnliche hormonelle Wirkung haben. Die EU jedenfalls will BPA aus dem Thermopapier verbannen: Voraussichtlich ab Herbst 2019 dürfen Kassenzettel und Tickets nicht mehr aus Thermopapieren hergestellt werden, die Bisphenol-A enthalten. Meine Empfehlung: Kassenbons nur kurz anfassen, nicht in Kinderhände geben und unbedingt im Restmüll entsorgen, damit das darin enthaltene BPA sich nicht über Papierrecycling in Pizzakartons oder Hygieneartikeln wiederfindet!

Kaugummi: Hauptbestandteil eines gängigen Kaugummis ist längst kein Naturkautschuk mehr, wie viele glauben. Stattdessen besteht die Kaumasse vor allem aus Kunststoffen. Etwas Unnatürlicheres ist kaum vorstellbar. Wir kauen also auf Plastik herum, selbst der fruchtige Geschmack und das frische Aroma sind synthetisch. Denken Sie daran, wenn Sie das nächste Mal Ihren Kaugummi in die Umwelt spucken – er wird niemals verrotten!

Tetrapacks: Ursprünglich der Markenname einer schwedischen Firma (*Tetra Pak*), wird das Wort heute in eingedeutschter Form allgemein als Gattungsname für Lebensmittelverpackungen verwendet. Viele meinen, sie kauften kein Plastik, wenn sie zu Tetrapacks greifen. Diese sehen zwar nach Kartonverpackung aus, sind innen aber mit einer Kunststoffschicht überzogen, weil die Flüssigkeiten sonst austreten würden. Solche Verbundmaterialien aus Pappe und Kunststoff müssen als Plastikmüll entsorgt werden.

Kinderbücher: Sehr viele Bilderbücher sind zum Schutz gegen Feuchtigkeit mit Plastik beschichtet und damit durch Chemikalien belastet. Weiche und knautschbare Bilderbücher für Babys bestehen fast ausschließlich aus Kunststoff.

Checkliste zum Vermeiden von Plastik – Worauf Sie achten sollten

Möglichst vermeiden!	Empfehlenswerte Alternativen
Beim Einkauf möglichst vermeiden:	**Zu empfehlen:**
Plastiktüten	Baumwollbeutel, Korbtaschen
Obst-/Gemüsebeutel aus Plastik	Obst/Gemüse lose aufs Band legen oder dünne Baumwollbeutel verwenden
Plastikverpackungen	Alternativen suchen mit Verpackungen aus Pappe, Papier oder Glas. Wenn es keine Alternativen gibt: die gewünschten Nahrungsmittel selbst herstellen oder darauf verzichten oder Ausnahmen zulassen
Wurst, Fleisch und Käse abgepackt	Wurst, Fleisch und Käse an der Frischetheke in mitgebrachte Dosen legen oder zu Hause sofort umfüllen
Konservendosen (mit Innenbeschichtung aus Kunststoff)	Glaskonserven
Fertiggerichte	Selbst einwecken oder frisch zubereiten

Beim Essen und Trinken möglichst vermeiden:	Zu empfehlen:
Wasser aus Plastikflaschen	Wasser aus Glasflaschen oder Leitungswasser (aus einer Karaffe), eventuell mit Sprudler (+ Glasflasche)
Getränke aus Plastikflaschen oder Getränkedosen	Getränke aus Glasflaschen
Trinkflaschen aus Plastik (für Babys und Kinder, für unterwegs oder beim Sport)	Trinkflaschen aus Glas oder Edelstahl (Babyflaschen aus Glas mit Kautschuksauger)
Plastikbecher (z. B. für *Coffee to go*)	Edelstahlbecher, Porzellan- oder Glasbecher (... *to go*)
Plastikteller, -brettchen, -besteck	Alternativen aus Keramik, Porzellan, Holz, Glas, Edelstahl
Schneidebretter aus Plastik	Schneidebretter aus Holz
Brotdosen aus Plastik	Edelstahldosen

In der Küche möglichst vermeiden: Erhitzen von Plastik	Zu empfehlen:
Antihaftbeschichtung bei Töpfen, Pfannen, Kontaktgrill, Sandwich-toaster, Waffeleisen und Ähnlichem	Materialien aus Edelstahl oder Gusseisen oder Keramik. Bei Kontaktgrill, Sandwichtoaster, Waffeleisen und Ähnlichem Keramikbeschichtung wählen
Wasserkocher aus Plastik oder mit Plastikanteilen innen	Wasserkocher aus Edelstahl, Keramik oder Glas, ohne Plastik innen
Mikrowellengeschirr aus Plastik	Mikrowellengeschirr aus Porzellan oder Glas
Kochutensilien wie Kochlöffel, Schöpfkellen, Pfannenwender aus Plastik	Alternativen aus Holz oder Edelstahl
Plastikteile in der Spülmaschine	Plastik nicht in die Spülmaschine!

In der Küche möglichst vermeiden: Aufbewahrung in Plastik

Zu empfehlen:

In der Küche möglichst vermeiden: Aufbewahrung in Plastik	Zu empfehlen:
Plastikschüsseln, -dosen	Glas- oder Edelstahlschüsseln und -dosen. Bei Glasbehältern Plastikdeckel als Kompromiss, wenn er nicht mit Lebensmitteln in Berührung kommt
Frischhaltefolie	Bienenwachstücher
Einfrieren in Plastikbehältern	Einfrieren in Glasschüsseln oder Gläsern mit Schraubdeckel (weite Öffnung und 2 cm Platz nach oben lassen)

Im Bad möglichst vermeiden:

Zu empfehlen:

Im Bad möglichst vermeiden:	Zu empfehlen:
Kosmetik mit Mikroplastik	Kosmetik ohne Mikroplastik
Flüssigseife in Plastikflaschen	Feste Seifenstücke
Duschgel und Shampoo in Plastikflaschen	Seifen, Shampooseifen, Duschjellys und Shampoo im Glas
Haarspray und Haarwachs in Plastikbehältern	Alternativen in Glasflaschen und Glasdosen
Körperlotion und Cremes in Plastiktuben	Sheabutter und Cremes im Glas, Kokosöl im Glas als Körperlotion
Deodorants in Plastikbehältern	Alternativen im Glasflakon, feste Deos oder Cremedeos
Zahnbürsten aus Plastik und Zahncremes in Plastiktuben	Zahnbürsten aus Holz mit Naturborsten, Zahnputztabletten oder -salz
Kosmetikpads, Wattestäbchen	Waschbare, wiederverwendbare Baumwollpads, Wattestäbchen aus Bambus oder weiche Baumwolle

Im Haushalt möglichst vermeiden:	Zu empfehlen:
Waschmittel in Plastikverpackung	Alternativen in Pappkartons
Weichspüler in Plastikflaschen	Unnötig! Stattdessen evtl.: 1 EL Salz oder Essig ins Weichspülfach
Putzmittel in Plastikflaschen	Essig in Glasflaschen, Natron, Waschsoda, Kernseife und Zitronensäure
Mikrofaser-Putztücher, Schwämme	Putztücher aus Baumwolle, Schwämme aus Pflanzenfasern

Allgemein möglichst vermeiden:	Zu empfehlen:
Synthetische Kleidung (vor allem Fleece), Bettwäsche aus Mikrofasern, Mikrofaser-Handtücher, -Putztücher	Alternativen aus Naturmaterialien (Wolle, Baumwolle, Seide)
Gegenstände aus PVC wie Duschvorhänge, Bodenbeläge, Tischdecken, Folien, Flip-Flops	Duschvorhänge aus gewachster Baumwolle, Holz- oder Korkboden, Flip-Flops aus Naturkautschuk
Kinderspielzeug aus Plastik	Kinderspielzeug *ohne* Plastik, ansonsten auf gute Öko-Test-Bewertungen achten
Elektronische Geräte mit Flammschutzmitteln	Elektronische Geräte mit dem Umweltzeichen „Blauer Engel"
Weichmacher im Hausstaub	Regelmäßig staubsaugen, wischen und lüften

Anhang

Hilfreiche Adressen (Stand: April 2017)

Aufklärungsplattformen zu den Auswirkungen von Plastik auf Umwelt und Gesundheit

www.bund.net
www.nabu.de
www.plastikmeer.plasticontrol.de

Biokisten und Gemüsekisten-Lieferdienste deutschlandweit

www.biokisten.org/biokisten-lieferservice/

Gewürze und Gewürzmischungen

www.meinebiowelt.de

Ideenportal für einfaches und nachhaltiges Leben – viele Dinge zum Selbermachen

www.smarticular.net

Müslibestandteile einzeln, Müslimischungen, Nüsse – bei der Bestellung als Kommentar „ohne Plastik" eingeben

www.hinterauer.info/shop
www.mein-muesli-laden.de
www.wuumuesli.de

Ökomöbel, Wohnaccessoires, Heimtextilien

www.greenliving-shop.de
www.grueneerde.com/de

Online-Shops für viele Dinge ohne Plastik

Lassen Sie sich inspirieren, wo und wie Sie Produkte aus Plastik ersetzen können. (In manchen Shops wird „Bioplastik" angeboten, das sollte jedoch keine Alternative sein.)

www.avocadostore.de/plastikfrei-leben
www.beechange.com
www.einfach-ohne-plastik.at/shop
www.kivanta.de
www.laguna-onlineshop.de
www.monomeer.de
www.naturlieferant.de/online_laden
www.plasno.de
www.prodana.de
www.pureandgreen.at
www.purenature.de
www.use-again.de

Seifen, feste Shampoos, Deo-Cremes

https://de.lush.com
www.naturseifen-manufaktur.de
www.savion.de

www.tingisnatural.de
www.wolkenseifen.de

Umweltversandhandel

www.waschbaer.de/shop

Verpackungsalternativen

www.naturtasche.de
(Leichte Baumwollbeutel für Obst, Gemüse und Brot)

Unverpackt-Läden

01099 Dresden	Lose	Böhmische Str. 14
02826 Görlitz	Emmas Tante	Jakobstr. 41
04229 Leipzig	EchtUnverpackt	Könneritzstr. 88
04275 Leipzig	Einfach Unverpackt	Kochstr. 6
10245 Berlin	Mein Markt, meene Welt	Knorrpromenade 1
10999 Berlin	Original Unverpackt	Wiener Str. 16
17207 Röbel	Müritz unverpackt	Straße des Friedens 50
18057 Rostock	Bio-Kogge	Friedhofsweg 35
20359 Hamburg	Twelve Monkeys	Hopfenstr. 15b

22765 Hamburg	Stückgut	Am Felde 91
23552 Lübeck	Unverpackt Lübeck	Fleischhauerstraße 38
24103 Kiel	Unverpackt	Kronshagener Weg 10
28203 Bremen	SelFair	Vor dem Steintor 189
30167 Hannover	Edel Unverpackt	An der Christuskirche 11
30171 Hannover	Lola	Stephansplatz 13
33100 Paderborn	kernidee	Dörener Weg 72
38100 Braunschweig	Wunderbar Unverpackt	Fallersleber Str. 36
41061 Mönchengladbach	Tante LeMi	Gasthausstr. 51
45130 Essen	Glücklich unverpackt	Rosastr. 38
48145 Münster	natürlich unverpackt	Warendorferstr. 63
48153 Münster	Einzelhandel – Zum Wohlfüllen	Hammer Str. 52
49074 Osnabrück	Tara – unverpackt genießen	Wittekindplatz 4
50823 Köln	Veedelskrämer	Venloer Str. 270
50937 Köln	Tante Olga	Berrenratherstr. 406
53123 Bonn	Freikost Deinet	Rochusstr. 266
54292 Trier	Unverpackt Trier	Paulinstr. 65
55118 Mainz	unverpackt Mainz	Kurfürstenstr. 49
58452 Witten	Füllgut – Die Mehrwegerei	Steinstr. 15
60486 Frankfurt	Gramm Genau	Berger Str. 26
64289 Darmstadt	Unverpackt	Gutenbergstr. 5 b
65185 Wiesbaden	Bio Unverpackt	Dotzheimer Str. 19
69120 Heidelberg	Annas Unverpacktes	Ladenburger Str. 37
70197 Stuttgart	Schüttgut	Vogelsangstr. 51
73525 Schwäbisch Gmünd	regional und unverpackt	Kalter Markt 12
76137 Karlsruhe	Unverpackt	Bahnhofsplatz 8
76829 Landau	Unverpackt Landau	Kronstr. 34
79098 Freiburg	Glaskiste – natürlich unverpackt	Moltkestr. 15
80799 München	Ohne	Schellingstr. 42
81675 München	Plastikfreie Zone	Schloßstr. 7
86150 Augsburg	RutaNatur	Prinzregentenstr. 7
88677 Markdorf	Heimatliebe unverpackt	Hauptstr. 3–5
93047 Regensburg	Füllgut Mehrwegerei	Obere Bachgasse 18
97070 Würzburg	Unverpackt Würzburg	Sanderstr. 5
99084 Erfurt	Louise genießt	Paul-Str. 25

Hier finden Sie eine Karte mit Unverpackt-Läden und weiteren nachhaltigen Anbietern: http://www.smarticular.net/verzeichnis

Literaturverzeichnis

American Chemistry Council, PlasticsEurope, Japan Chemical Industry Association: "Resin Dental Sealants and Bisphenol A Oral Exposure", PC/BPA Global Group, in: *Journal of the American Dental Association,* 2009; http://www.bisphenol-a.org/human/dental.html

Auger J., Le Denmat D., Berges R., Doridot L., Salmon B., Canivenc-Lavier M.-Ch., Eustache F.: "Environmental levels of oestrogenic and anti-androgenic compounds feminize digit ratios in male rats and their unexposed male progeny", in: *Proceedings of the Royal Society B (Biological Sciences),* 7.8.2013; doi: 10.1098/rspb.2013.1532

Bergman A., Heindel J. J., Jobling S., Kidd K. A. und Thomas Zoeller R.: "State of the science of endocrine disrupting chemicals – 2012", publiziert bei WHO/UNEP 2013: www.unep.org/pdf/WHO_HSE_PHE_IHE_2013.1_eng.pdf

Bergmann M. u. a.: "Increase of litter at the Arctic deep-sea observatory HAUSGARTEN", in: *Marine Pollution Bulletin*, Band 64, Dezember 2012, S. 2734–2741

Bertocchini F. u. a.: "Polyethylene bio-degradation by caterpillars of the wax moth Galleria mellonella", in: *Current Biology*, Bd. 27, Nr. 8, S. R292–R293, 24. April 2017; doi: http://dx.doi.org/10.1016/j.cub.2017.02.060

BUND 2015: https://www.bund.net/fileadmin/user_upload_bund/publikationen/chemie/chemie_spielzeugtest.pdf

BUND 2017: https://www.bund.net/service/publikationen/detail/publication/bund-einkaufsratgeber-mikroplastik/

Carwile J. L., Ye X., Zhou X., Calafat A. M., Michels K. B.: "Canned Soup Consumption and Urinary Bisphenol A: A Randomized Crossover-Study", in: *JAMA*, November 2011

Consultic Marketing & Industrieberatung: *Produktion, Verarbeitung und Verwertung von Kunststoffen in Deutschland* (Kurzfassung), Alzenau 2015

Dallmus A. „Warum werden Bio-Gurken in Plastik verpackt", vgl.: http://www.br.de/radio/bayern1/inhalt/experten-tipps/umwelt-kommissar/gurke-bio-plastik-verpackung-umwelt-100.html

Eriksson P., Jakobsson E., Fredriksson A.: "Brominated Flame Retardants: A Novel Class of Developmental Neurotoxicants in Our Environment?", in: *Environmental Health Perspectives* 109, 2001, S. 903–908

Erpenbach K., Schröder H.: *Voll fertig! Bin ich nur müde oder schon krank? Mehr Energie und Gesundheit dank neuer Erkenntnisse aus der Mitochondrien-Medizin*, Kirchzarten: VAK, 2016

Grammes F.: *Mikroplastikstudie 2016. Codecheck-Studie zu Mikroplastik in Kosmetika*, Zürich: Codechek, 2016; http://corporate.codecheck.info/wp-content/uploads/2016/10/Codecheck_Mikroplastikstudie_2016.pdf

Gröber U., Kisters K.: *Arzneimittel als Mikronährstoff-Räuber. Was Ihr Arzt und Apotheker Ihnen sagen sollten*, Stuttgart: WVG, 2015

Gutow L., Eckerlebe A., Gimenez L., Saborowski R.: "Experimental evaluation of seaweeds as vector for microplastics into marine food webs", in: *Environmental Science & Technology* 50 (2), 2016, S. 915–923; doi: 10.1021/acs.est.5b02431 (publiziert 11.12.2015; © 2015 American Chemical Society)

Hunt P. A., Vrooman L. A., Oatley J. M., Griswold J. E., Hassold T. J.: "Estrogenic Exposure Alters the Spermatogonial Stem Cells in the Developing Testis, Permanently Reducing Crossover Levels in the Adult", in: *PLOS/Genetics* 2015; http://dx.doi.org/10.1371/journal.pgen.1004949

Istel K.: *Vorverpackungen bei Obst und Gemüse. Zahlen und Fakten 2000–2014*, hrsg. von Naturschutzbund Deutschland (NABU) e.V., Berlin 2015; https://www.nabu.de/imperia/md/content/nabude/konsumressourcenmuell/160531-nabu-obst_gemuese_verpackungen_studie.pdf

Jambeck J. R., Geyer R., Wilcox C., Siegler T. R., Perryman M., Andrady A., Narayan R., Law K. L.: "Plastic waste inputs from land into the ocean", in: *Science* 347, 2015, S. 768–771; doi:10.1126/science.1260352

Jedeon K., Loiodice S., Houari S., Lenormand M., Berdal A., Babajko S.: "Systemic enamel pathologies may be due to anti-androgenic effects of some endocrine disruptors", in: *Endocrine Abstracts* 41, 2016; doi:10.1530/endoabs.41.OC10.1

Jennrich P.: „Schwermetalle als Auslöser sekundärer Mitochondriopathien", in: *UMG* 23, 1/2010, S. 44–50

Köhler A., von Moos N., Burkhardt-Holm P., Köhler A.: "Environmental Science and Technology: Uptake and Effects of Microplastics on Cells and Tissue of the Blue Mussel Mytilus edulis L. after an Experimental Exposure", 2012; doi: 10.1021/es5302332w

Krieger A.: „Mikroplastik in jeder Muschel", in: *Länderreport* vom 13. November 2013 auf www.deutschlandradiokultur.de

Kuklinski B.: *Gesünder mit Mikronährstoffen*, Bielefeld: Aurum, erweit. Neuaufl. 2010

Lathi R. B., Liebert C. A., Brookfield K. F., Taylor J. A., vom Saal F. S., Fujimoto V. Y., Baker V. L.: "Conjugated bisphenol A in maternal serum in relation to miscarriage risk", in: *Fertility and Sterility* 2014; 102 (1), S. 123–128; doi: 10.1016/j.fertnstert.2014.03.024. Epub 2014 Apr 18.

Lechner A. u. a. : "The Danube so colourful: a potpourri of plastic litter outnumbers fish larvae in Europe's second largest river", in: *Environmental Pollution,* Band 188, Mai 2014, S. 177–181; http://dx.doi.org/10.1016/j.envpol.2014.02.006

Liebezeit G., Liebezeit E.: "Non-pollen particulates in honey and sugar", in: *Food Additives & Contaminants: Part A*, 2013, 30 (12): S. 2136–2140

Liebezeit G., Liebezeit E.: "Synthetic particles as contaminants in German beers", in: *Food Additives & Contaminants: Part A*, 2014, 31 (9): S. 1574-1578

Mani T., Hauk A., Walter U., Burkhardt-Holm P.: "Microplastics profile along the Rhine River", in: *Scientific Reports* 5, 2015, Artikelnummer 17988; doi:10.1038/srep17988

Meeker J. D., Calafat A. M., Hauser R.: "Urinary Bisphenol A Concentrations in Relation to Serum Thyroid and Reproductive Hormone Levels in Men from an Infertility Clinic", in: *Environ. Sci. Technol.*, 2010, 44 (4), S. 1458–1463; doi:10.1021/es9028292

Menard S. u. a.: "Food intolerance at adulthood after perinatal exposure to the endocrine disruptor bisphenol A", in: *Faseb Journal* 2014

Miller K., Santillo D., Johnston P.: *Report: Plastik in Fisch und Meeresfrüchten*, Hamburg: Greenpeace, 2016; Originalversion von: Greenpeace Research Laboratories, veröff. Mai 2016, Greenpeace Research Laboratories, University of Exeter, United Kingdom

Nedergaard M. u. a.: "Sleep Drives Metabolite Clearance from the Adult Brain", in: *Science*, 2013; 342 (6156): S. 373–377; doi: 10.1126/science.1241224

Neiss J.: „Systemische Wirkungen von Kompositen", in: *Dental Tribune* 9/2012 S. 8–10; http://www.dr-just-neiss.de/uploads/docs/DentTribSept12pdf.pdf

Noriega-Cisneros R., Cortés-Rojo C., Manzo-Avalos S., Clemente-Guerrero M., Calderón-Cortés E., Salgado-Garciglia R., Montoya-Pérez R., Boldogh I., Saavedra-Molina A.: "Mitochondrial response to oxidative and nitrosative stress in early stages of diabetes", in: *Mitochodrion*, 2013: S. 835–840

Pall M. L.: *Explaining Unexplained Illnesses: Disease Paradigm for Chronic Fatigue Syndrome, Multiple Chemical Sensitivity, Fibromyalgia, Post-Traumatic Stress Disorder, Golf War Syndrome and others*, New York: Informa Healthcare, 2009

Porta M., Lee D.-H.: "Review of the science linking chemical exposures to the human risk of obesity and diabetes", http://www.chemtrust.org.uk/wp-content/uploads/CHEM-Trust-Obesity-Diabetes-Full-Report.pdf (2012)

Schöpel M., K.F.G. Jockers, P.M. Düppe, J. Autzen, V.N. Potheraveedu, S. Ince, K. Tuo Yip, R. Heumann, C. Herrmann, J. Scherkenbeck , R. Stoll: "Bisphenol A binds to Ras proteins and competes with Guanine Nucleotide exchange: implications for GTPase-selective antagonists", in: *Journal of Medicinal Chemistry*, 56 (23), 2013, S. 9664–72; doi: 10.1021/jm401291q

Schulte-Uebbing u. a.: „Morbus Hashimoto – zunehmende Tendenz durch Umweltgifte?", in: *umwelt·medizin·gesellschaft* 26 04/2013, S. 60–65

Swandulla D. 2013 (a): http://www.handelsblatt.com/technologie/das-technologie-update/healthcare/bisphenol-a-in-unserem-blut-fliesst-plastik-seite-all/9012072-all.html

Swandulla D., Deutschmann A., Hans M. u. a.: "Bisphenol A inhibits voltage-activated Ca2+ channels in vitro: mechanisms and structural requirements", in: *Molecular Pharmacology* 2013 (b), 83 (2), doi: 10.1124/mol.112.081372

Tarapore P., Ying J., Ouyang B. u. a.: "Exposure to bisphenol a correlates with early-onset prostate cancer and promotes centrosome amplification and anchorage-independent growth in vitro", In: *PLoS One* 2014; 9 (3): e90332. doi: 10.1371/journal.pone.0090332. eCollection 2014

Tewar S., Auinger P., Braun J. M., Lanphear B., Yolton K., Epstein J. E., Ehrlich S., Froehlich T. E.: "Association of Bisphenol A exposure and Attention-Deficit/Hyperactivity Disorder in a national sample of U.S. children", in: *Environmental Research* Bd. 150, Oktober 2016, S. 112–118; http://dx.doi.org/10.1016/j.envres.2016.05.040

Trasande L. u. a.: "Obesity in children linked to higher urinary Bisphenol A", in: *J. Amer. Med. Ass.* 2012, 308, S. 1113-1121

Umweltbundesamt (2008): „Gesundheit und Umwelthygiene – Flammschutzmittel" (Memento vom 25. Dezember 2008 im *Internet Archive*), auf: www.umweltbundesamt.de

Umweltbundesamt (2013): „Wie lange braucht der Müll im Meer um abgebaut zu werden?";
http://www.umweltbundesamt.de/sites/default/files/medien/419/dokumente/ wie_lange_braucht_der_muell_um_abgebaut_zu_werden.pdf

Umweltbundesamt (2015):
https://www.umweltbundesamt.de/themen/abfall-ressourcen/produktverantwortung-in-der-abfallwirtschaft/verpackungen

Wagner M., Schlüsener M. P., Ternes T. A., Oehlmann J.: "Identification of Putative Steroid Receptor Antagonists in Bottled Water: Combining Bioassays and High-Resolution Mass Spectrometry", doi.org/10.1371/journal.pone.0072472 2013

Ward J. L., Blum M. E.: "Exposure to an environmental estrogen breaks down sexual isolation between native and invasive species", 2012; doi: 10.1111/j.1752-4571.2012.00283.x

Wayne N. L.; Qiu W., Zhao Y., Yang M., Farajzadeh M., Pan C.: "Actions of Bisphenol A and Bisphenol S on the Reproductive Neuroendocrine System During Early Development in Zebrafish", in: *Endocrinology.* Febr. 2016;157 (2), S. 636–647. doi: 10.1210/en.2015-1785

Witt G. u. a.: „Schadstoffbelastung durch Plastik-Giftcocktails im Sediment höher als erwartet" (2016), siehe unter: https://www.haw-hamburg.de/news-online-journal/newsdetails/artikel/schadstoffbelastung-durch-plastik-giftcocktails-im-sediment-hoeher-als-erwartet.html

Yang D. u. a.: "Microplastic Pollution in Table Salts from China", in: *Environmental Science & Technology*, 2015, 49 (22), S. 13622–7

Bildquellenverzeichnis

Consultic Marketing & Industrieberatung (2015): S. 15

Fotolia.com: S. 35 (© batke82as), S. 39 (© bilderzwerg), S. 40 (© Andre Bonn), S. 77 (© sveta), S. 79 (© kdshutterman), S. 84 (© somchairakin), S. 86 (© Olaf Pokorny), S. 95 (© AB Photography), S. 96 (© nfmlk), S. 99 (© Baillou), S. 100 (© itsmejust), S. 109 (© Gina Sanders), S. 113 (© Attila Toro), S. 114 (© GP)

Marshall, Maria: S. 67 und S. 74

Medizinisches Labor Bremen: S. 24

NABU: S. 13 (© G. Rottmann), S. 27, S. 103, 132 (© S. Hennigs)

Pixelio.de: S. 46 (© Tim Reckmann), S. 48 oben (© birgitH), S. 48 Mitte (© twinlili), S. 48 unten (© cb), S. 117 (© samossi), S. 138 onen (© Christa Nöhren), S. 143 (© Alexander Klaus)

Schröder, Heike: S. 17, 39, 43, 44, 47, 51, 63, 67, 69 (links, Mitte und rechts), 74, 103, 124, 127, 130, 131, 133 oben + unten, 134 oben + unten, 135, 136, 137, 138 unten, 139 links + rechts, 158

Shutterstock.com: S. 11 (© Tatiana Belova), S. 12 (© MOHAMED ABDUL-RAHEEM), S. 19 (© Africa Studio), S. 23 (© angellodeco), S. 32 (© irin-k), S. 37 (© Bernhard Lux), S. 40 (© Iakov Filimonov), S. 49 (© Pressmaster), S. 53 (© Sorbis), S. 80 (© Rich Carey), S. 81 (© MikeDotta), S. 83 (© Designua), S. 88 (© Maxim Blinkov), S. 93 (© Pavel Ilyukhin), S. 97 (© Senwaan), S. 101 (© urfin), S. 107 (© James Mattil), S. 125 (© runrun2)

Über die Autorin

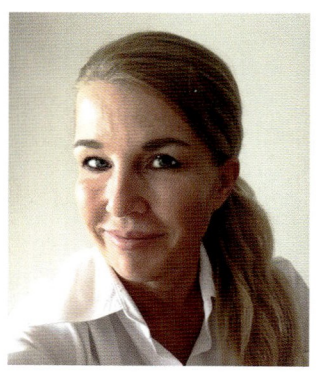

Heike Schröder arbeitete nach ihrem Diplom in Betriebswirtschaft (mit Schwerpunkt Informatik) an der Universität Köln bis 2004 als Schulungsleiterin und Systementwicklerin in einem Informatikunternehmen. Aufgrund eines Krankheitsfalls in der Familie setzte sie sich mit den tieferen Ursachen von Krankheit und Heilung auseinander. Ein intensives Studium quanten- und biophysikalischer wie auch energie- und alternativmedizinischer Literatur vermittelte ihr die Erkenntnis, dass es immer externer oder interner Stress ist, der zu Veränderungen auf Zellebene führt, die letztlich Krankheit verursachen. Sie absolvierte eine Ausbildung zur Baubiologin und hilft heute in Kooperation mit Ärzten und Therapeuten, Dauerstress zu beseitigen, der vor allem durch die massive elektrotechnische Strahlung in unserer digitalisierten Welt sowie durch Umwelt- und Wohnraumgifte entsteht.

Die Autorin schrieb in Zusammenarbeit mit ihren kooperierenden Ärzten die Gesundheitsratgeber *Energie heilt! Neue Wege durch die Energiemedizin* (Norderstedt 2006) und *Voll fertig! Bin ich nur müde oder schon krank?* (Kirchzarten 2016)

Dr. med. Klaus Erpenbach, Heike Schröder:

Voll fertig!
Bin ich nur müde oder schon krank?

Mehr Energie und Gesundheit dank neuer Erkenntnisse aus der Mitochondrien-Medizin

Leseprobe: www.vakverlag.de

Die Mitochondrien spielen eine Schlüsselrolle für die Wirksamkeit des Immunsystems, für Stoffwechsel, Organfunktionen und gesundheitliche Stabilität des Menschen. Die Autoren klären auf über die Faktoren, die die Mitochondrien schädigen: Stress, Infekte, hormonelle Probleme, Giftstoffe, Elektrosmog, Mobilfunkstrahlung und Nebenwirkungen von Medikamenten. Viele Schädigungen beruhen auf einem Mangel an Mikronährstoffen. Daraus ergibt sich der Schwerpunkt der Behandlung.

208 Seiten, 150 Abbildungen, Paperback (16,5 x 22,5 cm)
ISBN 978-3-86731-178-6

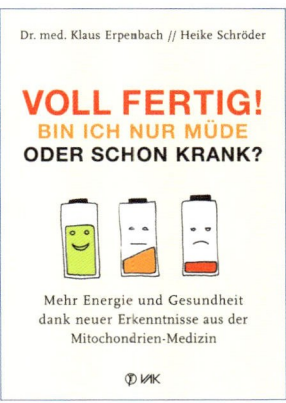

Dennis Mangan:

Gesundheitsrisiko Eisen

Wenn zu viel des Guten krank macht

Leseprobe: www.vakverlag.de

Eisenmangel als Krankheitsursache ist den meisten bekannt. Was viele jedoch nicht wissen: Durch Eisentabletten und eisenreiche Ernährung kann es schnell zu einem Eisenüberschuss im Körper kommen. Dennis Mangan leistet echte Aufklärungsarbeit, indem er die Konsequenzen eines Eisenüberschusses erstmals umfassend beleuchtet.
Der Autor stellt außerdem praktische Maßnahmen zur Regulierung des Eisenhaushalts vor und erläutert, wie ein bereits vorhandener Eisenüberschuss abgebaut werden kann.

144 Seiten, Paperback (15 x 21,5 cm)
ISBN 978-3-86731-186-1

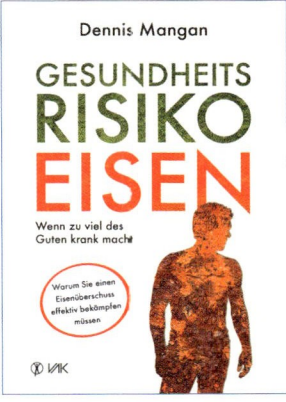

Dr. Susan Blum:

Autoimmunerkrankungen erfolgreich behandeln

Das 4-Schritte-Programm für ein gesundes Immunsystem

Leseprobe: www.vakverlag.de

Was haben Rheuma, Hashimoto, MS oder Zöliakie gemeinsam? Es sind Autoimmunerkrankungen, die sich schulmedizinisch nur symptomatisch behandeln lassen – heilen kann man sie nicht. Die Ursache der Beschwerden ist ein Immunsystem auf „Abwegen": Das fehlgesteuerte Abwehrsystem greift gesunde Körperzellen an und die Entzündungen führen zu Schäden an den betroffenen Organen. Das hier vorgestellte 4-Schritte-Programm beruhigt das überaktive Immunsystem und bringt die chronisch entzündlichen Prozesse im Körper zum Stillstand.

432 Seiten, 20 Abbildungen, Klappenbroschur (15 x 21,5 cm)
ISBN 978-3-86731-160-1

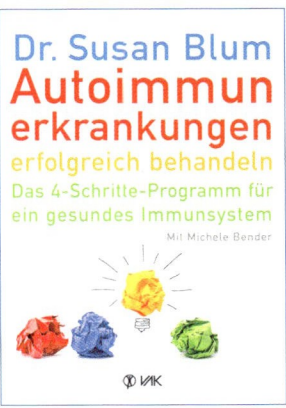

Abonnieren Sie unseren Newsletter (gratis) unter: www.vakverlag.de

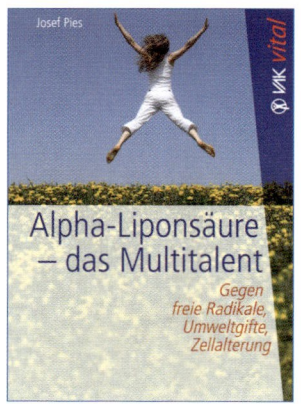

Dr. Josef Pies:

Alpha-Liponsäure – das Multitalent

Gegen freie Radikale, Umweltgifte, Zellalterung

Leseprobe: www.vakverlag.de

Mithilfe des „Radikalfängers" Alpha-Liponsäure können Sie dem Älterwerden gesund, vital und gelassen entgegensehen. Wissenschaftliche Untersuchungen belegen, dass Alpha-Liponsäure auf einfachste Weise vor freien Radikalen schützt und so Zivilisationskrankheiten und dem Alterungsprozess entgegenwirkt.

Alpha-Liponsäure ist ein echtes Multitalent, denn sie kann z.B. Vitamine recyceln und so ihre Wirksamkeit verlängern. Außerdem hat sie einen positiven Einfluss auf Diabetes und die dadurch bedingten Nervenschäden, auf Krebs, HIV und AIDS, Umweltgifte, Zellalterung etc. Mit einem Selbsttest, der zeigt, wie es um Ihr eigenes antioxidatives Profil steht.

88 Seiten, 24 Fotos, zahlr. Illustrationen, Paperback (15 x 21,5 cm)
ISBN 978-3-86731-034-5

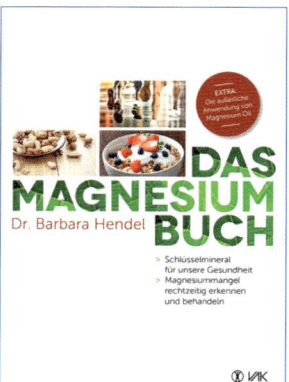

Dr. Barbara Hendel:

Das Magnesium-Buch

Schlüsselmineral für unsere Gesundheit
Magnesiummangel rechtzeitig erkennen und behandeln

Leseprobe: www.vakverlag.de

Magnesium zählt zu den wichtigsten Mineralstoffen für den Menschen. Unsere Lebensmittel enthalten immer weniger davon – Magnesiummangel kann aber vielerlei Beschwerden verursachen. Das Buch informiert umfassend über dieses Schlüsselmineral und beschreibt die verschiedenen Möglichkeiten, Magnesium aufzunehmen, insbesondere die Selbsthilfe mit dem neuen Magnesium Oil, das über die Haut aufgenommen wird und den Körper deutlich besser mit Magnesium versorgt als die Nahrungsergänzung.

312 Seiten, 100 vierfarb. Abb., Klappenbroschur (16,5 x 22,5 cm)
ISBN 978-3-86731-153-3

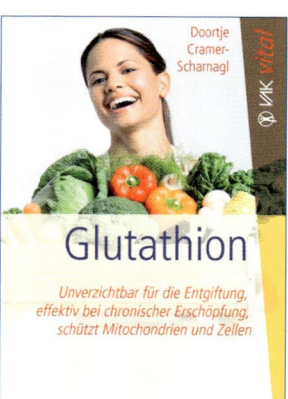

Doortje Cramer-Scharnagl:

Glutathion

Unverzichtbar für die Entgiftung, effektiv bei chronischer
Erschöpfung, schützt Mitochondrien und Zellen

Leseprobe: www.vakverlag.de

Entdecken Sie die Schlüsselsubstanz für Zellstoffwechsel, Immunsystem und Energieniveau: Glutathion, ein schwefelhaltiges Eiweiß das vom Körper selbst hergestellt wird. Als wichtigstes körpereigenes Antioxidans schützt es uns unter anderem vor freien Radikalen. Umwelteinflüsse und Alterungsprozesse können jedoch zu einem Mangel an Glutathion führen. Die Folge können chronische Erkrankungen sein. Der Ratgeber beleuchtet die Bedeutung von Glutathion für unsere Gesundheit und gibt praktische Tipps, wie wir selbst dafür sorgen können, dass unsere Glutathionspeicher immer gut gefüllt sind.

96 Seiten, 20 Abb., Paperback (15 x 21,5 cm)
ISBN 978-3-86731-135-9

Bestellen Sie unsere kostenlosen Kataloge unter: www.vakverlag.de